AF609671

# LES PASSIONS

ET

# LA SANTÉ

PAR

Le Dr Félix BREMOND

CHEVALIER DE LA LÉGION D'HONNEUR
OFFICIER DE L'INSTRUCTION PUBLIQUE
MEMBRE DE LA SOCIÉTÉ DES GENS DE LETTRES, ETC.

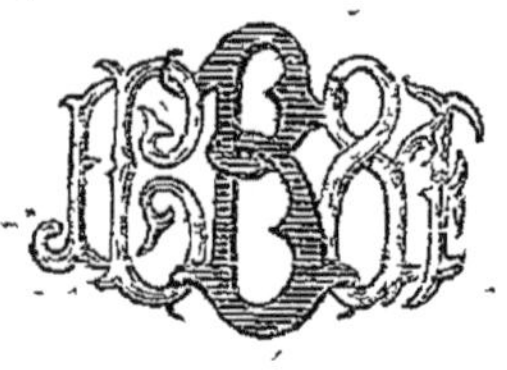

PARIS
LIBRAIRIE J.-B. BAILLIÈRE ET FILS
Rue Hautefeuille, 19, près du boulevard Saint-Germain

1893

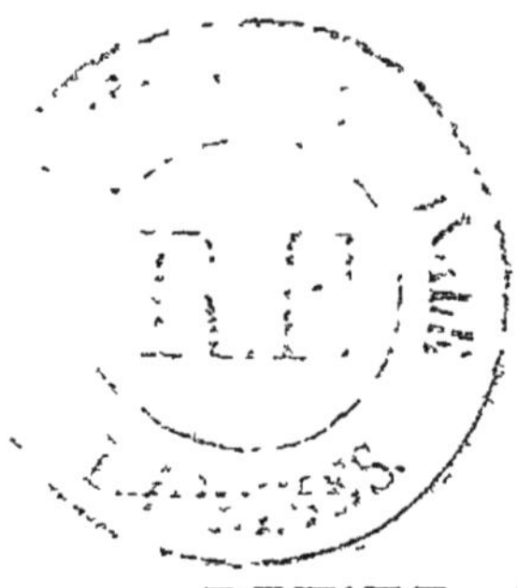

PETITE BIBLIOTHÈQUE MÉDICALE

# LES PASSIONS

ET

# LA SANTÉ

## DU MÊME AUTEUR

LES PRÉJUGÉS EN MÉDECINE ET EN HYGIÈNE, 1892, 1 vol. in-16 (*Petite Bibliothèque médicale*). 2 fr.

LA CINQUANTAINE, *étude hygiénique*, 1893, 1 vol. in-16 (*Petite Bibliothèque médicale*). 2 fr.

HYGIÈNE USUELLE.

ETUDE SUR LES HALLUCINATIONS.

RABELAIS MÉDECIN.

---

### Bibliothèque des connaissances utiles.

Nouvelle collection de vol. in-18 jésus cart. à 4 francs.

*Nouvelle médecine des familles*, à la ville et à la campagne. par le docteur A.-C. DE SAINT-VINCENT, 10e *édition*, 1891, 1 vol in-18 jésus de 456 p., avec 142 fig. cart. . . 4 fr.

*Premiers secours*, en cas d'accidents et d'indispositions subites, par E. FERRAND et A. DELPECH membre de l'Académie de Médecine, 4e *édition*, 1890, 1 vol. in-18 jésus de 360 pages, avec 86 fig. cart. . . . . . . . . . . . 4 fr.

*Les secrets de la science et de l'industrie*, par le professeur HERAUD, 1888, 1 vol. in-18 jésus de 350 pages, avec 165 fig. Cartonné. . . . . . . . . . . . . . . . . 4 fr.

*Les secrets de l'économie domestique*, par le professeur HÉRAUD, 1888, 1 vol in-18 jésus de 350 pages, avec 200 figures. Cartonné. . . . . . . . . . . . . . . . 5 fr.

*Les secrets de l'alimentation*, par le professeur HÉRAUD, 1890, 1 vol. in-18 jésus de 423 pages, avec 225 figures. Cart. 4 fr.

*Physiologie et hygiène des écoles, des collèges et des familles*, par J.-C. DALTON, professeur au collège des médecins de NEW-YORK, 1 vol in-18 jésus de 536 pages, avec 68 figures, cartonné . . . . . . . . . . . . . . . . . 4 fr.

*La gymnastique et les exercices physiques*, par le docteur N.-A. LEBLOND, 1888, 1 vol. in-18 jésus, de 492 pages, avec 80 figures, cart. . . . . . . . . . . . . . . 4 fr.

*Histoire des parfums et hygiène de la toilette*, par S. PIESSE. 1883, 1 vol. in-18 jésus avec 70 figures, cart 4 fr.

*La fabrication des liqueurs et des conserves*, par J. DE BREVANS, chimiste principal au Laboratoire municipal de Paris, 1890, 1 vol. in-18 jésus, 384 pages, 93 figures, cart. 4 fr.

# LES PASSIONS

ET

# LA SANTÉ

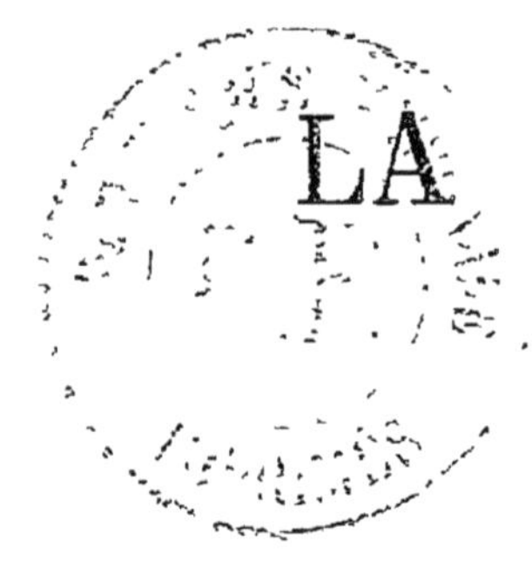

PAR

Le Dr **Félix BREMOND**

CHEVALIER DE LA LÉGION D'HONNEUR
OFFICIER DE L'INSTRUCTION PUBLIQUE
MEMBRE DE LA SOCIÉTÉ DES GENS DE LETTRES, ETC.

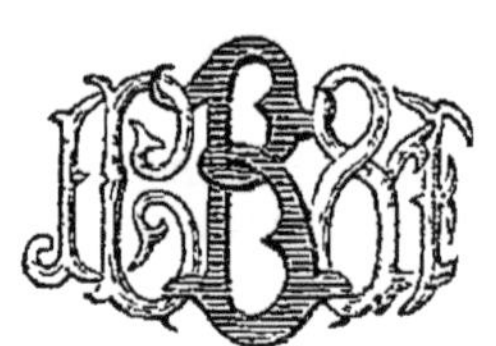

PARIS

LIBRAIRIE J.-B. BAILLIÈRE ET FILS

Rue Hautefeuille, 19, près du boulevard Saint-Germain

1893

# AVANT-PROPOS

Les passions ont, avec la santé, des rapports nombreux, dont l'étude a été entreprise bien des fois. Des médecins et des philosophes éminents, dont j'aurai souvent à redire les noms dans ce petit livre, ont écrit des pages remarquables sur les relations intimes de l'état moral avec l'état physique, et, cependant, il m'a paru que ce sujet intéressant n'était pas épuisé.

En effet, selon qu'ils s'étaient inspirés de croyances spiritualistes ou d'idées purement matérielles, les auteurs qui m'ont précédé ont donné à leurs travaux une tournure, systématiquement éthérée, ou préventivement brutale, reflétant comme un miroir fidèle leurs tendances personnelles. Des uns, dont le bon Descuret fut le type, la conclusion obligée était sans cesse : « Hors de l'église, point de salut » ; des autres, personnifiés par le grand Cabanis (1), l'axiome final se résumait tou-

1. Cabanis, *Rapport du physique et du moral*, 8e édition, par L. Peisse. Paris, 1844.

jours ainsi : « Tout est dans le cerveau, estomac de la pensée. »

Bien que les extrêmes se touchent, à ce que dit le proverbe, je crois que, entre les deux, il reste une petite place libre, et j'ai songé à la prendre.

Platon appelait les passions « des fièvres morales » ; Zénon disait : « Passion est un trouble d'esprit contre nature, qui détourne la raison de sa voie » ; Galien professait que « les passions font sortir le corps de l'état de santé » ; pour La Rochefoucauld, les passions étaient « les seuls orateurs qui persuadent toujours » ; d'après Magendie, il faut entendre par passion « un sentiment instinctif, devenu extrême et exclusif » ; d'après Mirabeau « nous naviguons diversement sur l'océan de la vie, la raison en est la boussole et la passion en est le vent »; « nous appelons passions, dit Bergier, les inclinations ou les penchants de la nature poussés à l'excès, parce que leurs mouvements ne sont pas volontaires ; l'homme est purement passif lorsqu'il les éprouve, il n'est actif que quand il y consent ou qu'il les réprime » ; pour Feuchtersleben (1), les passions sont « des forces »,

1. Feuchtersleben, *Hygiène de l'âme*, 3e édition. Paris, 1870.

pour Descuret, « de perfides et redoutables ennemies de notre repos », pour E. Auber, « les mères des grandes choses » ; « Sans passion, a dit Jules Ferry, rien de grand ne s'opère ici-bas (1) ». Dans un ouvrage récent, G. Plytoff proclame que « le caractère commun des passions est d'étouffer les efforts de la raison et d'entraîner l'être tout entier à sa perte, malgré l'action de l'âme restée impuissante (2) » ; le *Dictionnaire de médecine de Nysten*, refondu par E. Littré (3), définit la passion ainsi : « affection permanente, tendance soutenue, désir violent et fixe, volonté immuable, ou penchant irrésistible pour un objet ou une action quelconque » ; enfin M. le Dr Brochin (4), note que, la passion est « une inclination devenue violente, impérative, qui étouffe ou ramène à elle tous les autres sentiments naturels de l'âme. »

De toutes ces définitions, choisissez celle qui

1. Jules Ferry, *Discours*, 1884.

2. G. Plytoff, *La magie*, 1890 (*Bibliothèque scientifique contemporaine*).

3. E. Littré, *Dictionnaire de médecine*, 17e édition, Paris 1893.

4. Brochin, *Dictionnaire encyclopédique des sciences médicales*, article *Passions*.

vous plaira le mieux ; je ne veux en adopter ni en imposer aucune, parce que, avec Albert Lemoine, je crois qu'on ne peut ni ne doit définir rigoureusement le sens d'un mot, lorsque l'idée qu'il représente est obscure et flotte indécise entre les deux contraires (1).

Nommer les passions, dire, médicalement parlant, à propos de chacune, si elle est susceptible de faire du mal ou de faire du bien, voilà la seule question qui me préoccupe ; ne m'en posez pas d'autres.

Au beau temps de Nicolle et de Pascal, un ouvrier travaillait à la réfection d'une boiserie de l'abbaye de Port-Royal-des-Champs. Un chanoine lui demanda : « Dites-moi, mon ami, êtes-vous Janséniste ou Moliniste » ? L'ouvrier répondit : « Moi, je suis ébéniste ! »

Dans cette réponse, je prie le lecteur de voir ma profession de foi :

Je ne suis ni vitaliste, ni organicien, ni déiste ni athée, *je suis médecin !*

Dr FÉLIX BREMOND.

1. Albert Lemoine, *L'aliéné*, 1863.

# LES PASSIONS

ET

# LA SANTÉ

## CHAPITRE PREMIER

### LES PASSIONS ET LES SEPT PÉCHÉS CAPITAUX

S'il n'est pas facile de définir les passions, il est encore plus malaisé d'en dresser la liste. Saint Augustin ayant dit : « Les cheveux de notre tête sont plus commodes à compter que les passions de notre cœur, » j'en profite pour esquiver un dénombrement au-dessus de mes forces, et, empruntant au catéchisme des catholiques une classification commode, je groupe toutes les passions en sept chapitres correspondant aux sept péchés capitaux, savoir : l'*orgueil*, l'*envie*, l'*avarice*, la *luxure*, la *gourmandise*, la *colère* et la *paresse*.

Le catéchisme dit : « On appelle ces péchés *capitaux*, parce qu'ils sont comme la source de beaucoup d'autres péchés ; » A la place du mot *péché*, ayant une signification religieuse qui n'est pas de mon ressort, je mets le mot *passion*, dont le sens plus général peut s'entendre en bien comme en mal, et je dis à mon tour : il existe *sept passions capitales*, qui engendrent beaucoup d'autres passions ; ces passions mères peuvent être considérées comme les types fondamentaux de toutes les autres.

Dans sept romans, qui eurent leur heure de célébrité, Eugène Sue a cherché à établir que, bien dirigés, les péchés capitaux peuvent produire les meilleurs résultats, au point de vue moral (1). Je n'ai nullement l'intention de tenter une réhabilitation semblable, au point de vue physique, mais je demande qu'il me soit permis d'indiquer, au cours de ce travail, les circonstances dans lesquelles les passions ne sont pas fatalement des vices.

M. de Freycinet, dans son discours de réception à l'Académie Française, louait Emile Augier « d'avoir observé admirablement, dans leur enchaînement naturel, les suites des passions *bonnes et mauvaises* ; M. Gréard, répondant au ministre récipiendaire, disait de son côté :

« Les passions humaines se déplacent, se transforment ; mais elles fournissent à tous les siècles leur contingent régulier de défauts et de vices. Le propre du génie dramatique est de ressaisir, sous ces formes

1. Eugène Sue, lorsqu'il écrivait *Les sept péchés capitaux*, avait-il lu le livre du Révérend Père Jean-François Senault, supérieur général de la Congrégation de l'oratoire de Jésus, sur l'*usage des passions ?* Je l'ignore, mais je note que, dans cet ouvrage dédié au cardinal Richelieu, publié avec privilège du Roi et honoré d'une approbation de la Sacrée Faculté de théologie, il se trouve un chapitre portant ce titre significatif : « Que les passions sont les semences des vertus. »

changeantes, le fond permanent, et c'est par là qu'Emile Augier a mérité de prendre rang parmi les maîtres de la vie. »

En parlant ainsi, les deux éminents académiciens affirmaient un principe, depuis longtemps formulé par les philosophes et les médecins.

Du côté des philosophes, je citerai trois grands hommes, de tempérament bien différent : Jean-Jacques Rousseau, Fontenelle et Goethe.

L'auteur de *l'Emile* a écrit :

« Toutes nos passions sont bonnes quand on en reste le maître, toutes sont mauvaises quand on s'y laisse assujettir (1). »

Fontenelle s'est exprimé en ces termes :

« On dit que les pilotes craignent au dernier point la mer pacifique et qu'ils veulent du vent au hasard d'avoir des tempêtes. Les passions sont, chez les hommes, des vents qui sont nécessaires pour mettre tout en mouvement, quoiqu'ils causent souvent des orages (2).

Goethe a dit, plus laconiquement :

« Les passions sont des défauts ou des vertus, mais seulement quand elles sont exaltées (3).

Du côté des médecins, la même opinion est émise, par des maîtres appartenant à des écoles diamétralement opposées. C'est ainsi que lorsque Ribes dit, à Montpellier :

« La passion seule ou la raison seule ne peuvent

1. Rousseau, *L'Emile.*

2. Fontenelle, *Dialogue des morts.*

3. Goethe, *Verité et poésie.*

servir de bases à nos déterminations; la base la plus solide et la plus large est l'accord de la passion et de la raison (1). »

Magendie, plus brutal en la forme, lui répond, de Paris :

« Les passions sont le principe ou la cause de tout ce que l'homme fait de grand, soit en bien, soit en mal. Les grands poètes, les héros, les grands criminels et les conquérants sont des hommes passionnés (2). »

D'autres médecins, entrant plus avant dans le domaine pathologique, émettent des idées plus directement en rapport avec la médecine. Feuchtersleben affirme que « les passions ont, sur l'âme, la même action que les fièvres proprement dites ont sur le corps ; ce sont des crises qui guérissent les maux les plus invétérés, en purifiant tout l'organisme (3). »

De là à faire des passions des agents curatifs il n'y a qu'un pas.

Auber le franchit, lorsqu'il écrit :

« Il doit y avoir des visions et des folies utiles. S'il en est ainsi, et nous sommes très disposé à le croire, la manière d'exciter les passions et d'en diriger l'effet médicateur deviendra un jour tout un art, et l'on provoquera, par des moyens actuellement trop négligés,

1. Ribes, *Discours à la Faculté* et *Traité d'hygiène thérapeutique ou appréciation des moyens de l'hygiène ou traitement des maladies*, Paris, 1860, p. 583.

2. Magendie, *Physiologie.*

3. Feuchtersleben, *Hygiène de l'âme.* Troisième édition. Paris, 1870.

certains spasmes et certains mouvements nerveux qui agiront comme des remèdes » (1).

Les considérations qui précèdent suffisent pour montrer clairement au lecteur dans quel esprit va être fait l'examen des sept péchés capitaux. A l'occasion de chacun d'eux, le médecin songera au malade. Qu'il s'agisse de l'orgueil, de l'envie, de l'avarice, de la luxure, de la gourmandise, de la colère ou de la paresse, chaque passion mère et celles qui en dérivent seront étudiées comme causes morbifiques et — parfois — comme sources de santé. D'après la définition la plus récente de l'école positiviste, la passion est : « un désir violent et durable dominant en roi tout l'être cérébral » (2). Les chapitres qui suivent tendent à noter les conditions de cette domination, dans l'état de santé et dans l'état de maladie.

1. Dr E. Auber, *Traité de la science médicale.*
2. Letourneau, *Physiologie des passions.*

# CHAPITRE II

## L'ORGUEIL.

D'après le catéchisme, l'orgueil est « un amour déréglé de soi-même, qui fait qu'on se préfère aux autres et qu'on veut s'élever au-dessus d'eux » (1); d'après les médecins moralistes, l'orgueil est « une passion primitive et nécessaire, une passion véritablement sociale qui doit se transmettre religieusement dans les familles, pour y maintenir l'ordre et l'exemple des plus hautes vertus; pour y être la sauvegarde des mœurs, le préservatif de toute souillure, le garant des bonnes actions, pour y conserver dans tout son éclat cette pureté héréditaire sans laquelle le don de la vie serait sans charme et sans attrait » (2).

Défaut pour les uns, qualité pour les autres, l'orgueil est, en somme, un sentiment humain, dont l'exagération est mauvaise, mais dont l'annihilation serait pire. L'orgueil, dit Châteaubriand, est le péché de Satan, c'est le premier péché du monde; l'abbé Lamennais lui répond : « il est peu d'âmes faites pour s'élever jusqu'à l'orgueil, presque toutes croupissent dans la vanité. » Ne confondons pas l'orgueil, qui épure les

1. *Catéchisme de Paris*, imprimé par ordre de S. E. le cardinal Richard. Paris, 1890.

2. Alibert, *Physiologie des passions*, 1828.

actions de la vie, avec la vanité qui les pare d'habits empruntés, et reconnaissons que l'orgueil bien compris est le semeur des vertus humaines, qui poussent au grand soleil de l'émulation.

Dans les abécédaires où nos enfants apprennent à épeler, on met : « tous les Français sont égaux devant la loi », et, au bambin qui vient de lire cela, l'instituteur dit : « sois supérieur à ton camarade, tu auras un bon point. » Cet aiguillon, qui commence aux bancs de l'école, qui ne finit pas au fauteuil à roulettes du vieillard impotent, que la mort n'émousse pas toujours, — car il nous survit parfois sous forme d'épitaphe sur notre tombe ou de musique à notre enterrement — est un excitant vivace, qu'il faut considérer comme un puissant agent de progrès. En effet, l'orgueil de l'enfant, qui veut être le premier de sa classe, fait le bon écolier ; l'orgueil du fusilier, qui veut devenir caporal, fait le bon soldat ; l'orgueil de l'apprenti, qui veut être compagnon, fait le bon ouvrier ; l'orgueil de l'étudiant, qui concourt pour l'internat, fait le bon médecin.

Madame de Staël a eu beau dire — sans le penser du reste — : « l'ambition dénature le cœur » (1), la vérité la voici : quiconque se sent un peu de courage et un peu de valeur est ambitieux.

« Au milieu des calculs ignobles de l'égoïsme et de l'intérêt qui rongent nos sociétés modernes, s'il ne surgissait pas quelque passion généreuse de gloire, pour rompre ces barrières de glace et nous ramener aux sentiments vrais de la nature, nous péririons dans la bas-

1. Mme de Staël, *Influence des passions*, 1796.

sesse et une servile apathie ». Ainsi parle Virey (1), et m'est avis qu'il parle d'or. Ceux qui raisonnent autrement sont des impuissants ou des hypocrites. Impuissants sont les Job qui végètent sur leur fumier, et les Pangloss qui restent confits dans l'optimisme obstiné; hypocrites sont les Massillon, les Bossuet et les Gouthe-Soulard les Thurinaz et autres Baptifoliers qui prêchent l'humilité et pratiquent l'arrogance.

Avant sa nomination à l'archevêché d'Aix, M. le Curé de Saint-Pierre-de-Vaise, confit en modestie, priait le représentant du Saint-Siège d'éloigner de lui le calice qu'on lui tendait; en recevant la crosse archiépiscopale le nouveau monseigneur formulait son acceptation en ces termes : « puisque le calice ne peut s'éloigner de mes lèvres, que la volonté de Dieu soit faite » (2), et l'on sait sur quel ton ce prêtre modeste parla plus tard aux ministres et aux juges de son pays.

C'est à croire qu'il existe un lien secret entre l'orgueil et l'éloquence sacrée. A preuve quelques exemples :

On cite cette pensée parmi les mouvements oratoires de Bossuet :

« L'homme, petit en soi et honteux de sa petitesse, travaille à s'accroître dans ses vanités : toutefois, qu'il se multiplie tant qu'il lui plaira, il ne faut toujours pour l'abattre qu'une seule mort. »

Le grand orateur qui disait cela, dans un sermon de Carême, ne s'était-il pas multiplié un peu pour mourir prince de l'église et non petit abbé?

1. J. J. Virey, *Dictionnaire de la conversation*, 1861.

2. *Semaine religieuse d'Aix*, 1891.

Autre tirade d'un prélat, qui ne fut pas humble desservant de village :

« L'ambition est un ver qui pique le cœur et ne le laisse jamais tranquille, cette passion qui est le grand ressort des intrigues, qui ose tout et à laquelle rien ne coûte, est un vice plus pernicieux que la colère ».

Pourquoi dire cela, s'appeler Massillon, et porter une mitre ! à quoi bon blâmer les sommets, lorsqu'on s'est laissé hisser sur les cimes !

On trouve encore cet aphorisme dans les œuvres du même prélat : « les grandes places sont comme les lieux escarpés, où il ne parvient que des aigles et des reptiles »

Cela est incontestable, mais il n'est pas douteux non plus qu'un évêché soit une grande place. En écrivant ce qui précède, Massillon se classait donc tout simplement parmi les aigles, en quoi il commettait ce péché d'orgueil qu'il avait voulu combattre et que les prêtres commettent, hélas ! quelquefois. Un médecin qui n'était pas un athée, Spurzheim, disait : « il est à souhaiter que personne ne s'arroge le droit de remplacer Dieu et de commander en son nom. Les abus sont trop faciles (1) ».

Je me borne à renouveler ce souhait, plus philosophique que médical — quoique bien de saison — et j'aborde la question de l'orgueil dans ses rapports avec la santé.

*
* *

« Les passions, dit Tissot (2), ont une influence plus

1. Spurzheim, *Essai physiologique*, 1820.

2. Tissot, *Maladies des gens du monde*.

marquée et plus efficace sur la santé de l'homme que le mouvement, que les aliments, que l'air même. » L'orgueil n'échappe pas à cette règle.

Dès qu'il franchit les limites de l'ambition légitime, l'ambitieux devient un malade, sa passion relève de la pathologie; cela a été noté en ces termes par Alibert :

« L'action physiologique d'un pareil sentiment produit une sorte d'expansion dans les fibres du corps vivant ; et quand on dit vulgairement d'un individu qu'il est *gonflé d'orgueil*, cette expression est rigoureusement vraie au physique comme au moral : les extrémités nerveuses s'épanouissent et s'étalent en quelque sorte pour occuper un plus grand espace. Jetez les yeux sur un homme que le bonheur de sa situation met à même de s'enivrer de cette passion exhalante, vous le reconnaîtrez sans peine à la manière dont il s'offre aux regards publics ; sa démarche est assurée, son maintien est imposant ; il porte la tête haute ; tous les traits de sa face prennent une direction élevée : on dirait qu'il cherche à se placer continuellement dans le point de vue le plus favorable pour attirer l'attention de ses semblables » (1).

Que l'orgueil monte un degré de plus, il fait de l'orgueilleux un surmené cardiaque de tous les instants, puissamment prédisposé à l'angine de poitrine.

Que l'orgueil grandisse encore, il mène à la folie. On peut, dit Linas, considérer comme prédisposés à la monomanie les individus doués d'un sentiment excessif de la personnalité ; tous les aliénistes ont contrôlé la justesse de cette affirmation. Leuret, avait dit, de

1. Alibert, *Physiologie des passions.*

son côté : « il suffit qu'une passion acquière un certain degré de violence pour que la folie se produise; beaucoup de folies sont dues à une excessive vanité et n'ont pour caractère que les égarements de cette passion (1). » L'orgueil conduit donc à Charenton. Mais s'il est vrai de prétendre que tout chemin mène à Rome, il est aussi exact d'affirmer que toutes les passions déréglées mènent aux petites maisons. Dans ces asiles de la déraison où sont reçus les outranciers de l'orgueil, on reçoit aussi les passionnés de l'humilité à outrance et les quartiers réservés au traitement des mégalomanes sont très voisins de ceux où l'on donne des soins aux lypémaniaques. Quiconque a visité un hospice d'aliénés sait que les malades exaltés et bruyants, dont l'ambition n'eut aucune borne, coudoient les malades tristes et silencieux qui furent toujours craintifs qui ne songèrent qu'à gagner le ciel, à faire leur salut dans l'autre monde en s'effaçant dans celui-ci. Aux uns comme aux autres, aux loquaces comme aux taciturnes, aux agités comme aux tranquilles, un même dévouement est assuré, depuis que Pinel a scientifiquement humanisé les asiles : les médecins partagent leurs soins éclairés entre les orgueilleux par excès et les orgueilleux par défaut, entre les humains dévoyés dont le cerveau voulut trop monter et ceux dont l'encéphale voulut trop descendre. Dans le triste sanctuaire de la vésanie, les candidats malheureux de la gloire terrestre sont les frères des postulants malheureux de la grâce céleste. Mégalomanie, lypémanie, telles sont donc les deux

1. Leuret, *Du traitement moral de la folie.* Paris, 1840.

affections morbides qui doivent figurer dans ce chapitre.

*
* *

La Mégalomanie. — Le délire des grandeurs, ou *mégalomanie* (1), est-il une maladie proprement dite? — Non. Interrogez un maître en aliénation, Achille Foville (2), il vous dira que le délire des grandeurs s'observe dans la plupart des affections mentales, dans la manie, la démence, la folie à double forme, l'imbécillité, la mélancolie, la lypémanie, etc., mais il refusera d'en faire un individu isolé par rapport à l'espèce pathologique.

Le maître ajoutera, il est vrai, que le délire des grandeurs est prédominant dans deux formes bien opposées de vésanie : dans la paralysie générale et dans la mégalomanie.

Les conceptions délirantes de la paralysie diffèrent de celles de la mégalomanie.

Les paralytiques ont, avec les troubles de la motilité qui caractérisent leur état, des idées de grandeur incohérentes. A peine nées, leurs pensées orgueilleuses tendent à disparaître pour faire place à d'autres, empreintes, comme les premières, d'une exagération puérile. Se croire dans la même journée, général, ange ou ténor, ce manque absolu de jugement n'est pas rare chez les individus atteints de paralysie générale. S'agit-il de la santé, ils vous déclarent que personne

1. Des mots grecs *megaïla* grande et *mania* manie.

2. Foville, *Etude clinique de la folie avec prédominance du début des grandeurs*, Paris, 1871.

ne se porte aussi bien qu'eux ; parle-t-on de force musculaire, ils vantent leurs biceps ; est-il question de vitesse à la course, ils tendent le jarret et se tiennent prêts à se mesurer avec les adversaires les plus agiles.

Cette confiance en eux-mêmes persiste chez les malades, même lorsque l'altération cérébrale a amené la décrépitude, et il est curieux alors d'entendre ces pauvres êtres, incapables de se mouvoir, étendus inertes sur une couche malpropre, se servir de leur restant de voix pour vanter leur puissance, célébrer leurs richesses, exalter les délices de leur situation misérable méconnue.

J'ai vu, dans les asiles d'aliénés, des paralytiques dont la parole était à peine intelligible, bégayer encore des paroles de satisfaction, à propos d'une maigre soupe d'hôpital prise pour un potage recherché, ou d'une vieille couverture rapiécée considérée comme un riche tapis d'Orient.

Quand les paralytiques sont arrivés à cette période de leur maladie, les conceptions délirantes durent peu ; l'intelligence ne tarde pas à s'éteindre tout à fait et une vie purement végétative termine les brillantes illusions du début.

Voici quelques exemples des idées de grandeur notées dans la première période de la paralysie générale :

Un contre-maître d'atelier, cité par Dagonet (1), a des millions. Il n'est pas sur la terre d'homme plus

1. Dagonet, *Nouveau traité élémentaire des maladies mentales*. Paris, 1876.

heureux que lui : bonheur, fortune, plaisir, il possède tout. Rothschild est son débiteur. Il se promène dans une voiture dont les ferrements sont en or, ses repas lui sont servis dans des plats de même métal. La Californie n'est qu'un pays de mendiants comparé au sien ; il n'a qu'à gratter la terre pour trouver de l'or en barre, tandis qu'en Australie et en Californie on est obligé de le trier à l'état de paillettes, mêlé à une grande quantité de sable.

Un homme de lettres, traité par Brierre de Boismont, ne parle que de grands personnages de France et d'Angleterre qu'il a connus. Il a en sa possession une foule d'objets précieux et peut professer toutes les langues de l'Europe.

Une femme, dont Fodéré a rapporté l'histoire, était très impérieuse et accoutumée à se faire obéir aveuglément par un mari plus que docile. Elle restait au lit une partie de la matinée et exigeait que l'homme dont elle portait le nom, vint à genoux lui présenter à boire. Dans les extases de sa grandeur, elle arriva bientôt à déclarer qu'elle était la Vierge, mère de Dieu.

Il serait facile de multiplier ces exemples de délire des grandeurs. Leur forme varie à l'infini, et c'est avec raison que Esquirol (1) a pu écrire : « Chaque maison de fous a ses dieux, ses empereurs, ses rois, ses ministres, ses riches et ses généraux. L'un, audacieux et téméraire commande à l'Univers et fait la guerre aux quatre parties du monde ; l'autre, fier du nom qu'il s'est donné, dédaigne ses compagnons d'infortune ;

1. Esquirol, *Des Maladies mentales*. Paris, 1838.

celui-ci, dans son ridicule orgueil, croit posséder la science de Newton et l'éloquence de Bossuet. »

Dans la paralysie générale, les idées de grandeur, je l'ai déjà dit, sont généralement incohérentes. Elles ont un caractère singulier de ténacité dans la folie partielle, appelée mégalomanie.

Un paralytique en traitement à l'asile Saint-Pierre se disait empereur de Russie: On lui faisait observer qu'il ne savait pas parler russe; il n'insistait pas.

Un mégalomane, interrogé par le docteur Broc (1), soutenait être le fils de Napoléon Ier. Le médecin, qui le connaissait, lui dit : Vous êtes le fils de M. P..., le boucher!

— C'est vrai, répondait le malade, mais il faut que vous sachiez que mon père avait été Napoléon, et le ciel l'a fait M. P..., comme de Louis-Philippe il a fait l'infirmier de ma section.

Les ambitieux paralytiques sont presque toujours généreux et bons, les ambitieux mégalomanes sont pleins de méfiance pour tout le monde. Il suffit d'avoir mis les pieds dans une maison d'aliénés pour avoir été comblé d'honneurs et de présents par les paralytiques ; un regard soupçonneux est tout ce qu'obtient le visiteur des mégalomanes. Deux de ces malades, le père et la fille, pauvres tous les deux, cela va sans dire, se rencontrèrent un jour dans le même établissement; voici comment après l'entrevue, ils formulèrent chacun leur impression. — Ce vieillard, dit la fille, doit être un imposteur qui veut accaparer ma fortune. — Cette fille, disait le père, a l'air d'une coquine qui désire s'emparer de mes richesses.

1. Broc, *Thèse*.

Dans les maisons de santé les paralytiques font la joie des infirmiers par leur douceur ; les mégalomanes désespèrent souvent serviteurs et médecins.

Une blanchisseuse de la Salpêtrière, connue sous le nom de « femme Monarque » torturait toutes les filles du service ; Mlle X..., de Charenton, dite « l'Etoile d'or, » mettait le désordre dans tous les quartiers où elle était logée.

*
* *

Les fous ambitieux d'aujourd'hui ressemblent aux ambitieux fous d'autrefois.

Le pauvre Andre Gill, il y a quelques années, est allé à Bruxelles avec deux actrices qu'il avait engagées pour un théâtre imaginaire.

Un paralytique, dont l'observation est mentionnée par le docteur Broc, faisait quelque chose de semblable, il y a trente ans. A Mlle Agar, il écrivait :

« Je viens vous engager pour le théâtre de mon palais. Je paierai vos frais de voyage et je vous donnerai cent mille francs par an ; je suis passionné pour le théâtre et j'ai une fortune colossale qui me permet d'être juste et de récompenser le mérite et le talent. »

A M. Sainte-Foi, le même malade disait :

« Le théâtre que je fais bâtir sera le plus grand théâtre du monde. Ma troupe se composera de Tamberlick et de quarante premiers chanteurs, de deux millions de choristes hommes et de deux millions de choristes femmes. »

Des lettres analogues avaient été préparées pour

d'autres actrices, notamment pour Mmes Viardot et Marie Cabel.

Je dois noter, pour finir, une dernière différence entre la mégalomanie et la paralysie générale : on guérit quelquefois la première, l'autre est fatalement incurable et mortelle.

Détail consolant pour les orgueilleux : ils sont plus sujets au délire des grandeurs qu'à la paralysie.

*
* *

LA LYPÉMANIE. — Le délire des persécutions est-il une maladie spéciale? Oui. C'est une forme bien nette de la manie. Les anciens la nommaient *mélancolie*. Esquirol créa pour elle le terme de *lypémanie* (1). Les individus qui y sont prédestinés sont très humbles, ils éprouvent de la répugnance à se montrer, ils fuient le monde, ils recherchent la solitude et l'isolement. « Il arrive un moment, dit Calmeil (2), où cette sorte d'incubation morbide est remplacée par de véritables idées délirantes, et où les caractères du délire mélancolique se produisent à l'extérieur sous les formes les plus variées et quelquefois les plus inattendues. Quelques lypémaniaques se croient ruinés, condamnés à l'indigence ; d'autres se disent damnés, condamnés aux flammes de l'enfer; plusieurs s'imaginent avoir commis des crimes atroces, être l'objet des recherches de la justice et

1. Des mots grecs *lupéo* j'attriste et *mania* manie.

2. Calmeil, *Traité des maladies inflammatoires du cerveau*. Paris, 1859.

de la police, et ils s'attendent à être arrêtés, jetés dans des cachots, déshonorés et voués au supplice des scélérats. Vainement on s'efforce de leur démontrer l'absurdité de leurs conceptions, ils ne font que s'y cramponner davantage et semblent se complaire dans leurs cruelles angoisses. »

Ils ont des hallucinations de l'ouïe, de la vue, de l'odorat, du toucher qui les entraînent à commettre les actes les plus étranges. Celui-ci entend le crieur qui vend ses meubles; celui-là voit le diable qui se prépare à l'emporter; un autre sent le soufre fondu dont il va être enduit pour l'expiation de ses crimes; un dernier touche un reptile qui l'enlace pour l'étouffer. Presque tous songent sans cesse au suicide et considèrent la mort comme un moyen de délivrance.

Les lypémaniaques mangent peu, dorment mal, digèrent avec difficulté, sont peu soigneux de leur personne. Taciturnes et calmes d'ordinaire, stupides même, ils se montrent parfois irascibles et emportés.

Le plus souvent il faut les obliger à se lever de leur lit, les forcer à prendre de la nourriture. J'ai connu à Charenton un lypémaniaque, décidé à se laisser mourir de faim, qu'on ne soutenait qu'en lui injectant des aliments à la sonde. Dans quelques cas, beaucoup plus rares, l'excitation des lypémaniaques exige impérieusement l'emploi de la camisole de force. Faute de prendre cette précaution, on a eu à déplorer des suicides et des homicides.

Cette marche intermittente de la maladie des humbles a une durée variant entre des semaines et des mois, mais la guérison n'est pas rare. La proportion des succès serait, d'après Aubanel, de 9 sur 21. La durée moyenne du traitement varierait, d'après Parchappe, entre dix-neuf jours et quinze mois.

Lorsque la lypémanie doit avoir une terminaison favorable, la raison revient graduellement ; les malades se mettent peu à peu à reconnaître l'absurdité de leur conception. On a cité des guérisons subites produites du jour au lendemain, à la suite d'une sueur profuse, d'une diarrhée intense, d'un vomissement ou d'une éruption ; il faut se méfier de ces exceptions à la règle et craindre les rechutes qui la confirment. Après une durée de quelques années, la lypémanie devient incurable et fait place à la démence, laquelle ne finit qu'à la mort.

Quel est le traitement à opposer à la lypémanie ?

On a vanté la saignée et les ventouses, les sétons et les moxas, les cautères et les vésicatoires. On a abandonné, peu à peu, tous ces moyens violents et on a eu raison.

Pour arriver à guérir un lypémaniaque, il n'y a pas de meilleur moyen que le raisonnement. Le médecin s'efforcera de persuader au malade qu'il se trompe ; il lui fera voir l'inanité de ses conceptions ; il répétera dix fois, cent fois, au pauvre fou que ses malheurs sont imaginaires ; il l'écoutera toujours avec patience et retorquera ses arguments avec douceur ; il recommencera le lendemain son raisonnement de la veille, jusqu'à ce qu'il ait démontré au lypémaniaque qu'il est la dupe de son délire. Des semaines s'écouleront ainsi, des mois peut-être, mais, si la raison doit revenir au cerveau du malade, c'est ce traitement moral qui l'aura ramené.

De ce que j'affirme ainsi — après expérience probante — ma confiance dans les agents curatifs moraux, il ne faudrait pas conclure que je dédaigne les agents régulateurs physiques. Je suis d'avis qu'il est bon d'administrer de la magnésie aux lypémaniaques constipés et du bismuth aux lymaniaques qui ont la diarrhée ; je ne trouve pas mauvais que l'on donne du fer et du quinquina à ceux qui sont anémiques et des iodures à ceux qui ont eu la syphilis ; il ne me déplaît pas que l'on baigne et que l'on frotte ceux dont la peau fonctionne mal ; enfin à tous j'impose un complément indispensable de ma méthode, le travail manuel, remède infaillible de toutes les passions.

*
* *

L'ORGUEIL CURATIF. — Ce chapitre ne serait pas complet, s'il oubliait de mentionner le bien que l'orgueil — ou la vanité — a fait aux malades.

Le docteur Dumas (1) rapporte que quelques branches de laurier cueillies sur le Parnasse prolongèrent les jours d'un homme de lettres qui touchait au troisième degré de la phthisie pulmonaire. Cela ne doit pas étonner ceux qui savent que, longtemps avant la découverte du chloroforme, le grand chirurgien Larrey avait pu anesthésier un opéré avec un bout de ruban rouge donné à propos.

L'orgueil a procuré aux malades d'autres bons effets, d'ordre indirect, déjà notés par Alibert en ces termes : « Qui a secouru tant de malheureux, qui a prodigué

1. Dumas, thèse présentée en 1854 à la Faculté de médecine de Paris.

tant d'aumônes, qui a fondé tant d'hospices pour la bienfaisance? C'est la vanité. »

Concluons-en que si l'ambition est un vice, ce vice engendre parfois de grandes vertus et que, à cette passion comme aux autres, il faut savoir mettre des bornes.

Il faut aussi savoir mettre des bornes à un chapitre : Excusez, lecteur, la longueur de celui-ci.

---

# CHAPITRE III

## L'ENVIE.

La passion humaine est un moteur, bon ou mauvais, selon qu'il est bien ou mal réglé.

En voici la preuve.

Tout le monde considère comme légitime le désir d'exceller dans son métier: chacun estime celui qui veut arriver à ce résultat par son zèle, son application, son travail; chacun méprise celui qui cherche à s'élever au-dessus des autres en les dénigrant. L'émulation de l'un est naturelle et respectable, qu'on l'appelle « *orgueil* » ou « *ambition* »; la passion de l'autre est vile et dépravée, elle se nomme « *envie* ».

L'envie engendre la calomnie, qui est l'arme des lâches, parce qu'elle ne frappe que par derrière et dans l'obscurité; elle est mère de l'hypocrisie malpropre, de celle qui permet toutes les turpitudes cachées.

Les envieux sont de la famille de Tartufe. Pour eux

> Le scandale du monde est ce qui fait l'offense.
> Et ce n'est pas pécher que pécher en silence.

Ils connaissent les accommodements avec le Ciel et avec la terre. Faux dévots au temple, faux citoyens au Forum, ils ne touchent à rien de beau qu'ils ne le salissent des doigts, ils ne parlent de rien de bon qu'ils ne le polluent de la langue. Ils sont tristes du bonheur de leur prochain, ils sont joyeux de son malheur. C'est pourquoi, de toutes les passions l'envie est la plus hideuse.

L'envie prouve, dit H. Simonin (1), l'absence d'intelligence, de conscience et de dignité.

Voici son portrait, d'après Ovide :

« La pâleur est peinte sur son visage ; tout son corps est amaigri ; jamais elle ne regarde en face ; ses dents sont noires ; son cœur est rempli de fiel ; sa langue distille le poison ; elle ne rit jamais, si ce n'est du spectacle de la douleur ; tourmentée par des soucis incessants, elle ne dort pas. Elle voit avec douleur les succès des hommes, et cette vue la fait sécher d'ennui. Elle est torturée en même temps qu'elle torture : elle est son propre bourreau. »

Cette peinture est trop gracieuse. J'aime mieux l'allégorie du grand fantaisiste Jean Richepin. Dans un défilé macabre de sept chars portant les sept péchés capitaux, Richepin montre ainsi celui de l'envie :

« Ce char était un hideux foie, hypertrophié, suppurant et blafard. Il n'avait point de roues et marchait à même le sol, visqueusement, grâce aux vers dont il fourmillait et aux nœuds de vipères, qui, sous lui, se roulaient et se déroulaient, dans une glu de sanie vivante. Comme dans une baignoire, dans le fiel de ce foie infect, l'envie se tordait de coliques. Sa peau avait le brûlant de l'ortie et le froid de la ciguë ; ses yeux, portés au bout de deux longues cornes mobiles, inquiètes, semblables à celles des escargots, distillaient

1. H. Simonin, *Les sentiments*, 1885.

des larmes de chassie vénéneuse ; ses dents vert-de-grisées mordaient et rongeaient ses lèvres minces, rèches, fendillées, hérissées d'ulcérations qu'avait séchées le noir baiser de la pierre infernale. Elle soufflait une haleine de poison, dont mouraient les scolopendres qui lui servaient de chevelure. Sa chair n'était qu'un cancer, elle suait de la bile (1). »

Dans sa violence voulue, cette allégorie poétique est admirable de réalisme pathologique, bien qu'elle ne fasse pas oublier cette stance d'un poète d'une autre école :

> L'envie est, dites-vous, de mille maux la cause.
> Hola! Cher ami, parlez mieux;
> L'envie est une bonne chose :
> Elle fait crever l'envieux (2).

L'envieux est foncièrement égoïste, mais on peut être égoïste sans éprouver les vils sentiments de l'envie. « L'envieux, dit Spurzheim, convoite tout pour lui, il voudrait s'approprier toutes les jouissances, et même anéantir celles qu'il ne pourrait posséder exclusivement » (3). Cela s'entend de l'envieux qui est en bonne santé comme de l'envieux qui est malade, tandis que l'égoïsme est le défaut particulier de l'homme qui souffre.

Si l'égoïste bien portant est un être peu estimable,

1. *Le Gil Blas*, janvier 1892.
2. Lamonnoye, *Epigrammes*.
3. Spurzheim, *La nature de l'homme*.

frère cadet de l'envieux, le malade égoïste est un être misérable, plus à plaindre qu'à blâmer. En effet,

« Le bonheur rend l'âme bonne » (1).

ainsi que le chantait un poète, dont nous redisions encore les refrains quand j'étais étudiant, mais le mal irrite les caractères les plus doux. Aussi M. A. Petit a-t-il eu raison d'écrire : « le premier égoïste dut être un homme souffrant, car la douleur centuple le moi humain et concentre toutes nos affections en nous-mêmes » (2).

Concluons-en qu'il faut être impitoyable en présence de l'homme valide que tourmente l'envie — ce vice de la médiocrité — et qu'il faut être plein de bienveillance pour l'égoïsme, conséquence des douleurs physiques. Le médecin doit, mieux que personne, être pénétré de cette nécessité et l'indulgence doit faire le fond de son caractère professionnel, dans les circonstances les plus pénibles. Ce précepte n'est pas de moi, je l'emprunte à Dechambre : « La patience méritoire, dit-il (3), est celle qui a, comme d'autres qualités du médecin, une racine morale. Un patient rend un compte obscur de son état ; il répond mal à vos questions ; il se perd en explications verbeuses : dirigez-le dans son récit, redressez-le dans ses écarts, arrêtez-le dans ses divagations, mais doucement, avec bonne humeur. »

1. Béranger, *L'aveugle de Bagnolet.*
2. M. A. Petit, *Médecine du cœur.*
3. Dechambre, *Dictionnaire encyclopédique des sciences médicales*, art. MÉDECIN.

Max Simon, qui fut le parrain, sinon le père, du Code moral de la pratique médicale, avait dit avant son élève Dechambre : « Le raisonnement, la douceur, les témoignages fréquemment renouvelés d'une sympathie réelle, sont les moyens par lesquels le médecin doit s'efforcer de triompher des obstacles qu'il rencontre à l'accomplissement de sa mission » (1).

Cette patience, qui est de règle pour les malades que l'on espère guérir, elle est encore recommandée pour les malades que l'on sait être incurables ; c'est pourquoi le médecin ne doit jamais déserter le chevet d'un sujet atteint de n'importe quelle affection, fût-elle fatalement mortelle. En aucun cas il n'est permis d'oublier cette belle définition de la médecine : une science qui guérit quelquefois, calme souvent, console toujours.

*
* *

On connaît cet ancien adage *le potier est envieux du potier*, mais c'est surtout parmi les professions qui dépendent le plus de la considération publique que l'on rencontre l'envie, par exemple chez les littérateurs, les artistes, les avocats et les médecins : *invidia medicorum pessima* est un vieil adage que les hommes de l'art ne s'attachent guère à démentir.

Descuret écrivait cela en 1840, Hélas! en l'année bissextile 1892, cela est encore trop vrai. Il y aurait tout un livre à faire sur les mesquineries et les bassesses de certains praticiens cauteleux, qui voudraient avoir

1. Max Simon, *Déontologie médicale ou des devoirs des médecins*. Paris, 1845.

le monopole de la clientèle, qui considèrent la calomnie comme le premier instrument de leur trousse, et qui croient s'élever en abaissant leurs confrères (1). Je laisse ces industriels diplômés, indignes du titre de médecin, croupir dans leur vilenie professionnelle et je vais essayer d'énumérer les signes physiques de l'envie.

Dans une étude sur l'influence des âges, Cabanis a affirmé que l'envie est l'apanage de l'âge mur; j'ose dire que Cabanis s'est trompé et que cette passion, triste et sombre, est malheureusement de tous les âges. A l'appui de mon opinion j'invoque Zimmermann qui écrit (2) :

« *L'Envie* se fait déjà sentir dès l'enfance. Les enfants maigrissent, se dessèchent s'ils en voient un autre plus aimé, plus caressé qu'eux. L'envie prive du sommeil, fait perdre l'appétit, dispose à des mouvements fiévreux... Il est nombre de gens dans le monde qui

1. Ces gens-là ont-ils des confrères? Non. S'ils veulent savoir pourquoi, qu'ils méditent cette belle définition, créée pour le barreau et applicable à la médecine, dont l'auteur est Jules Favre : « Se respecter et s'aimer les uns les autres ; prévenir soigneusement, par une affectueuse tolérance, le choc inévitable de naturelles susceptibilités; exagérer dans chaque détail les scrupules de la délicatesse et de la loyauté; s'entr'aider et se soutenir dans les épreuves; fuir comme dangereux et mortel un succès obtenu au prix de l'humiliation d'un adversaire; applaudir au talent d'un rival; s'unir enfin par une intime et forte ligue, celle des intelligences et des cœurs pour combattre l'arbitraire et l'iniquité, c'est là ce que j'appelle être confrère. »

2. Zimmermann, *Traité de l'expérience.*

deviennent réellement malades à la suite de cette passion criminelle... Cet air taciturne, mélancolique, qu'on remarque à tant de malades, ce fond de chagrin qui empire si souvent les maladies, n'ont d'autre cause qu'une envie secrète. »

Tous les sexes, comme tous les âges, sont susceptibles de souffrir de l'envie ; les femmes n'en sont donc pas exemptes, et, chez elles, cette passion prend trop souvent d'emblée une marche chronique, notamment dans la jalousie, qui n'est qu'une variété douloureuse de l'envie.

Les envieux, hommes, femmes ou enfants, sont prédisposés à divers désordres physiques. On les disait jadis fatalement voués aux maladies du foie. On ne l'affirme plus, mais on ne le nie pas formellement. Voici l'opinion émise à ce sujet par le Dr Rendu :

« Les influences morales jouent-elles un grand rôle sur la production des maladies du foie ? C'est là un point très controversé et encore fort obscur. On ne peut nier que des perturbations fonctionnelles du foie surviennent fréquemment à la suite d'émotions vives, et l'ictère qui se montre dans ces circonstances est chose bien connue. On sait pareillement que sous l'influence de préoccupations intellectuelles intenses l'appétit se perd et que dans la dyspepsie flatulente le foie est probablement en jeu aussi bien que l'estomac. Mais ce sont là des perturbations momentanées, passagères, qui atteignent toutes les sécrétions, et n'offrent rien de spécial pour le foie. Dans un ordre d'idées analogues, on a accusé, non sans raison peut-être, les passions dépressives et les chagrins de conduire au cancer hépatique, mais il faut bien avouer que cette cause ne se rencontre pas chez la plupart des malades atteints d'affections organiques du foie, et que dans tous les cas elle doit n'occuper qu'un rang secondaire (1). »

Alibert considérait les envieux comme prédisposés aux commotions apoplectiques ; J. Virey voyait dans l'envie une cause de phtisie ; Hippocrate, Galien, Celse, Aretée et la plupart des anciens pensaient, comme le père de la médecine, que la mélancolie pouvait faire germer le cancer ; de tout cela retenez ce qu'il vous plaira. Notez qu'il y a du vrai dans toutes les observations qui précèdent, mais ne comptez pas sur une certitude absolue en matière d'étiologie passionnelle. Qu'il s'agisse de l'orgueil ou de l'envie, de l'envie ou de l'avarice, ayez toujours présent à l'esprit ce sage aphorisme de Muller : « Quant aux rapports entre les viscères et les passions, on ne peut pas les nier sans doute, mais tout ce qui les concerne est encore enveloppé d'une grande obscurité. »

Pour ma part, je me conforme bien volontiers au précepte de Muller.

Je transcris, sans donner aucune marque d'approbation ou de désapprobation, cet aphorisme pathognomonique de Descuret :

« Certains enfoncements triangulaires, fortement dessinés sur les joues, sont le signe infaillible de l'ambition, de la jalousie et de l'envie, surtout s'ils coïncident avec un teint jaune ou plombé. »

Et je vais décrire, comme maladie de l'envie, celle qui m'a paru la plus fréquente : la jaunisse ou *ictère*.

1. Rendu, *Pathologie du foie*, 1878.

*
* *

LA JAUNISSE. — Les envieux sont sujets à la jaunisse ; cela ne veut pas dire que tous ceux qui ont la jaunisse sont des envieux : on en aura la preuve en prenant la peine de lire ce qui suit :

La maladie que tout le monde connaît sous le nom de *Jaunisse*, les savants l'appellent *ictère*.

Pourquoi ? — Par amour du grec, comme dans *les Femmes savantes*. La belette, que les contemporains de Périclès nommaient *ictis*, a les yeux jaunes, c'est pour cela que les gens dont les yeux jaunissent sont dits *ictériques*... à moins que ce soit parce qu'un autre animal, le loriot, appelé en grec *ictéros*, a un plumage teinté, semblable à la peau des individus atteints d'ictère.

Comme les obscurités sérieuses abondent dans l'histoire de la jaunisse, on nous permettra de déplorer, en passant, une dénomination ridicule qui en grossit inutilement la liste.

Que le loriot soit son parrain ou la belette sa marraine, l'ictère est à la fois une maladie et un symptôme. Dans certains cas elle constitue une individualité morbide propre, dans d'autres elle est simplement le satellite d'une altération organique grave, dont la coloration jaune ne serait qu'une manifestation extérieure. Cette différence a amené les auteurs qui ont écrit sur la matière à consacrer des articles séparés à deux espèces d'ictères, espèces subdivisées elles-mêmes en plusieurs variétés.

De toutes ces classifications, je ne retiens que ceci. Deux ictères existent, savoir : 1° un *ictère bénin*, c'est la jaunisse (1), que nous allons étudier ici; 2° un *ictère malin*, c'est l'hépatite, qui tue nos soldats dans les colonies et dont une excellente description a été donnée par MM. Laveran et Teissier (2).

La bile, il n'est pas mauvais de le rappeler, est un liquide distillé par le foie, et versé dans le duodenum, avec ou sans arrêt dans le réservoir appelé *vésicule*. Lorsque la bile ne suit plus cette voie régulière, par obstruction ou autrement (présence de calculs, etc.), il en passe une certaine quantité par le torrent circulatoire sanguin qui la transporte dans le corps tout entier, la peau devient jaune, le blanc de l'œil également, on a la jaunisse.

Tandis que les téguments prennent la couleur safranée, jaune-vert, verte, ou vert-brun, d'autres phénomènes se produisent. Les selles perdent leur teinte brune accoutumée, elles deviennent argileuses, grisâtres ou même blanches, et répandent une odeur acide très fétide. Le malade éprouve sur tout le corps une démangeaison pénible ; parfois il voit tout en jaune, comme après l'ingestion d'une trop forte dose de santonine (3); l'urine brunit jusqu'à rappeler la couleur du café. Le pouls subit un ralentissement sérieux, l'appétit disparaît, la soif s'exagère, la bouche est pâteuse et amère, les pieds sont légèrement tuméfiés au niveau des chevilles.

1. *Jaunisse* en français ; *amarillez* en espagnol; *citrinezza* en italien ; *jaundice* en anglais.

2. Laveran et Teissier, *Nouveaux éléments de pathologie médicale*, 3e édition, Paris, 1888.

3. Voy. Brémond, *Les préjugés en médecine et en hygiène*. Paris, 1892.

Cela dure de quelques jours à quelques semaines.

Après l'administration de purgatifs appropriés (aloès podophylline ou calomel), de boissons diurétiques et alcalines (eau nitrée d'Heudreville, Vichy, Vals), de frictions toniques sur la région du foie (eau de Cologne, alcoolat de Fioraventi) et de bains divers (bains simples, bains de son, bain gélatineux, bains sulfureux), la coloration de la peau diminue, les selles reprennent leur aspect normal, les démangeaisons cessent, l'appétit se rétablit, la santé revient.

Si le mal persiste, si des troubles nerveux se montrent, si des douleurs violentes se produisent dans la région du foie, ce n'est plus à la jaunisse qu'on a affaire, mais bien à une lésion organique grave, rentrant dans la forme maligne, que nous n'avons pas à considérer ici, et qui est tout à fait en dehors de l'ictère passionnel.

*
* *

L'ictère passionnel, le seul dont nous avons voulu parler, est parfois appelé *ictère émotif*, à cause des conditions dans lesquelles il se produit. Bouillaud, Gubler, Potain, Villeneuve, etc., en ont cité de curieux exemples. En voici quelques-uns :

Un financier, occupé à se raser devant sa glace, apprend que la bourse a baissé, il se voit jaunir instantanément.

Un innocent, pris pour un coupable, va être fusillé, il devient jaune devant le peloton d'exécution.

Deux jeunes gens étant allés sur le terrain pour se battre en duel, l'un d'eux devint subitement jaune.

Son adversaire fut tellement impressionné par ce changement de couleur qu'il laissa tomber son épée.

Un jour de fête, une jeune femme perd son enfant dans la foule, elle contracte la jaunisse, le jour même.

Un soldat insulté se précipite sur son insulteur, il est retenu par des amis qui l'empêchent d'assouvir sa vengeance, il est tout à coup pris d'ictère.

Un abbé voit un chien enragé se diriger vers lui, il tombe en syncope et devient safrané (1).

1. L'explication de pareils faits est sans contredit fort délicate; d'autant mieux que le spasme du canal cholédoque, alors même qu'il puisse exister, serait insuffisant pour en rendre compte. Les expériences de Saunders, répétées par Tiedemann et Gmelin, ont prouvé que le pigment biliaire n'apparaissait dans les urines que quarante-huit heures après la ligature. Audigé a montré que ce laps de temps pouvait être abrégé, mais que la résorption nécessitait au moins trente-six heures pour se produire. Toutefois, Douillet a montré que la ligature du canal cholédoque amène très rapidement l'apparition de la bile dans le canal thoracique; et que si l'on établit une forte pression dans les voies biliaires, on trouve, dans les premiers instants qui suivent, une forte quantité de sels biliaires dans les veines sus-hépatiques : en conséquence, l'ictère par obstruction ou spasme des conduits biliaires pourrait être beaucoup plus précoce qu'on ne l'avait cru jusqu'ici. Nous avons entendu émettre au professeur Potain une hypothèse qui nous paraît rendre pour le moment suffisamment compte du phénomène. En agissant sur les plexus abdominaux, une impression morale vive peut parfaitement, comme dans l'expérience de Goltz, produire une dilatation paralytique des vaisseaux du foie. Sous l'influence de cette dilatation vasculaire, la pression baisse brusquement dans le système sanguin; si elle ne se

Toutes ces causes morales tristes devaient faire penser à un traitement gai, en vertu du principe thérapeutique *contraria contrariis*. Buchan y a songé, c'est pourquoi il termine ainsi son chapitre du régime dans la jaunisse : « Les amusements, dit-il, sont d'un grand secours dans cette maladie, qui est souvent due à la vie sédentaire, jointe à une disposition mélancolique. En conséquence, la danse, les ris, le chant et tout ce qui peut contribuer à augmenter la circulation, à recréer les esprits, doit être d'un bon effet » (1).

modifie pas dans les canaux biliaires juxtaposés, il pourra s'établir un courant d'exosmose de ceux-ci vers ceux-là, et la bile passe ainsi dans le torrent de la circulation. Laveran et Teissier, *Nouveaux éléments de Pathologie médicale*, 3e édition 1888.

1. Buchan, *Médecine domestique*, trad. Duplanil, 1789.

# CHAPITRE IV

## L'AVARICE.

Qu'est-ce que l'avarice ?

Le catéchisme du diocèse de Paris répond : « L'avarice est un attachement désordonné aux biens de la terre, principalement à l'argent. »

Un autre catéchisme ajoute : « L'avarice est une vertu manquée par trop de zèle, en ce sens que l'avarice, quand elle s'arrête à moitié chemin, s'appelle sage économie » (1).

Toute la philosophie de l'avarice tient, à mon avis, dans ces deux définitions. User discrètement de ce que l'on possède, c'est être sage ; tenir à ses biens plus qu'à soi-même, c'est être fou. L'économie est une vertu, personne n'en doute (2), mais l'avarice est un vice abominable, cela éclate aux yeux de tous. « L'avarice, disait saint-Paul, est une idolâtrie, c'est-à-dire un crime envers Dieu. »

Criminel envers Dieu, d'après la religion, l'avare est criminel envers lui-même et envers ses semblables, d'après la physiologie.

Habiter un rez-de-chaussée humide et malsain, qu'il ne peut mettre en location ; coucher dans un vieux

1. André Berthet, *Catéchisme laïque*, 1891.
2. Voir A. Coste, *Alcoolisme ou épargne*, 1892.

lit, que lui laissa un tuberculeux mort insolvable; se vêtir de hardes d'occasion, susceptibles de lui donner la gale; manger, pour ne pas la perdre et au risque de s'empoisonner, une poule trouvée morte dans sa basse-cour; vendre le bon vin de sa récolte et boire le contenu de quelque tonneau poussé, moisi ou tourné à l'aigre; grelotter l'hiver dans une chambre sans feu, pour éviter les frais de combustible; vivre dans la crasse, pour ne pas faire la dépense d'un bain; mourir d'une hernie étranglée, pour avoir reculé devant le prix d'un bandage: voilà des traits d'avares criminels envers eux-mêmes.

Porter au marché ses denrées saines et nourrir sa famille avec les parties avariées de ses récoltes; saigner nuitamment ses moutons atteints de clavelée et en retirer un peu d'argent chez un boucher clandestin; faire des enfants à sa femme pour qu'elle allaite à bon prix les enfants des autres et nourrisse les siens au biberon ou au petit pot: voilà des traits d'avares criminels envers leur semblable.

Dans tous ces actes l'avarice est caractérisée par une double dégradation, morale et physique. « Un avare a le cœur dur, dit Zimmermann (1), et paraît rarement sensible; on voit par là pourquoi nos paysans sont plus soigneux de leurs bœufs que du bien-être de leurs femmes et de leurs enfants. »

Munaret avait fait une observation semblable : « le paysan, dit-il, s'intéresse plus à sa vache qu'à sa femme, parce que sa vache lui fournit du lait, du beurre et du fromage, et qu'au besoin, il peut l'échanger contre de

1. Zimmermann, *De la dysentérie.*

beaux louis d'or, tandis que sa femme ne lui rapporte que des enfants qu'il faut nourrir et vêtir. Aussi, pour l'animal indisposé, il court au vétérinaire ; pour sa compagne, pour celle qui partage ses soucis et ses travaux, il temporise, il calcule, il craint la dépense. »

*
* *

L'avare pèche contre la morale et contre l'hygiène, il en est puni moralement et physiquement : on ne l'aime jamais et il souffre sans cesse. « Il y a, écrit La Bruyère (1), des gens qui sont mal logés, mal couchés, mal habillés, et plus mal nourris, qui essuient les rigueurs des saisons, qui se privent eux-mêmes de la société des hommes et passent leurs jours dans la solitude, qui souffrent du présent, du passé et de l'avenir, dont la vie est comme une pénitence continuelle, et qui ont ainsi trouvé le secret d'aller à leur perte par le chemin le plus pénible, ce sont les avares. »

Oui, les avares se tuent à petit feu. Leur passion dépressive, plante parasite étouffant tout sentiment tendre (2), se joint à leur détestable hygiène pour altérer notablement la santé. L'insomnie se met d'abord de la partie, puis vient la dyspepsie avec la faiblesse qui en est la suite, laquelle engendre à son tour un nervosisme chronique spécial, une sorte de fanatisme douloureux de la propriété, qui ne s'éteint qu'avec la vie et qui est encore visible au moment de l'agonie. Quiconque a vu — douloureux spectacle — un avare mourant,

1. La Bruyère, *Caractères*.
2. Bautain, *Philosophie morale*.

pâle, maigre, contracté (1), a pu reconnaître la justesse de cette définition de l'avarice par un prêtre-médecin « c'est peut-être la seule passion qui ne soit pas désabusée d'elle-même aux approches de la mort (2). »

Avant d'arriver au terme fatal, l'avare est exposé à toutes les maladies accidentelles qui menacent l'homme n'ayant aucun soin de lui-même. Si j'ajoute que l'avarice, rare dans la jeunesse, sévit principalement sur les vieillards, on me dispensera de consacrer à la pathologie spéciale des avares un chapitre qui risquerait d'être interminable.

*
* *

La kleptomanie. — L'avarice mène parfois au vol, cependant il existe des malheureux qui ont la manie du vol et qui ne sont pas avares, ils sont atteints de kleptomanie.

L'année dernière, 2817 femmes ont été inquiétées pour avoir dérobé divers objets dans les magasins de nouveautés ; toutes n'étaient pas des voleuses. Il y

1. Balzac a émis sur le faciès des avares une opinion dont je lui laisse toute la responsabilité. « Jamais, dit-il, le nez d'un avare n'a vacillé, il est contracté comme la bouche ».

2. L'égoïste se préfère à tout, l'avare préfère tout à lui-même. Tous deux n'ont de commun que le mépris qu'ils inspirent.

Il y a dans les satisfactions de l'orgueil un ressort capable de hausser et d'élargir le cœur. Et la sensualité elle-même n'exclut pas une certaine poésie, qui parfois la préserve des dernières hontes ; mais l'avarice n'a rien que de vulgaire et de grossier. Elle dégrade en nous toute aspiration et comprime tout élan. L'abbé Hurel, *Les pécheurs*, 1869.

avait, dans le nombre, de grandes dames qui, après avoir payé comptant un fichu de vingt-cinq louis, avaient dérobé un bibelot de dix-neuf sous, c'étaient des aliénés, dont le professeur Lasègue a longuement étudié la folie (1).

*
* *

D'une façon générale, les fous peuvent être divisés en quatre grandes classes :

La première comprend ceux dont l'intelligence n'a jamais été développée ; ce sont les *imbéciles* et les *idiots ;*

La deuxième renferme les malades dont le cerveau usé ne fonctionne plus ; ils sont dits *en démence ;*

Dans la troisième on place les *maniaques* chez lesquels le délire se montre sur toute sorte d'objets, en s'accompagnant d'excitation ;

Dans la quatrième et dernière classe, on met les *monomanes*. Ce sont des fous dont l'affection a pour caractère spécial l'existence d'un délire partiel, roulant sur un seul objet ou sur un très petit nombre d'objets. Les gens atteints de kleptomanie appartiennent à cette section : parler des kleptomanes, c'est donc parler de la monomanie.

Sans contester absolument l'aptitude des monomanes à déraisonner sur tous les points, on peut dire que leur état consiste essentiellement en ceci : une conception délirante partielle, hors de laquelle ils sentent, raisonnent et agissent comme tout le monde.

1. Voyez Lasègue, *Vol aux étalages* (*Annales d'hygiène et de médecine légale*, 1881, tome VI, p. 263).

La volonté du malade atteint de monomanie s'affaiblit, il ne peut se débarrasser de certaines pensées fixes, il lui est impossible de repousser des impulsions irrésistibles. Quelquefois cette situation n'entraîne aucun désordre et n'est pas même soupçonnée. Sans l'aveu du malade, on ne saurait rien de ses longues souffrances. Dans d'autres cas, le monomane fait voir au grand jour l'état maladif de son cerveau (1) par des actes excentriques, injustes ou dangereux. Selon qu'il est conduit par telle ou telle idée dominante, il complimente, il injurie, il donne à pleines mains, il vole, il tue, il incendie.

Voici quelques exemples de monomanie :

Une cliente du Dr Lelut éprouvait, à certains moments, au milieu de son salon, le besoin insurmontable de dire des injures aux personnes qui se trouvaient auprès d'elle. Au bout de quelques minutes, elle changeait brusquement de ton et priait ses amis de vouloir bien excuser sa sortie maladive.

Un négociant habile, cité par Baillarger, ne pouvait pas rencontrer une jolie femme sans être tourmenté du désir de connaître la date et le lieu de sa naissance. Ce désir était tellement impérieux que, lorsqu'il n'était pas satisfait, il provoquait des crises nerveuses durant des heures entières.

Nombre de gens ont vu, à l'hôpital de la Charité, un ouvrier, fort raisonnable du reste, qui se croyait forcé d'imiter, toutes les dix minutes, les aboiements d'un chien.

1. Lemoine a signalé chez un kleptomane une anomalie

Dagonet (1) a soigné un jeune homme qui était obligé de répéter à haute voix, les unes après les autres, les heures qu'il entendait sonner à l'horloge de son village; il ne présentait pas d'autre dérangement et se rendait très bien compte de l'absurdité qu'il y avait à imiter la cloche.

*
* *

Les exemples qui précèdent ont trait à des aliénés non dangereux. Malheureusement, tous les monomanes ne sont pas aussi inoffensifs. Ceux qui sont sous l'influence de l'idée érotique perdent tout sentiment de pudeur, ceux que l'idée homicide domine tuent les êtres qu'ils aimaient le plus. Les *Annales médico-psychologiques* renferment un grand nombre de faits montrant la possibilité d'une forme d'aliénation mentale dans laquelle les sujets atteints assassinent, brûlent, détruisent, *pour le plaisir* d'assassiner, de brûler, de détruire.

Les kleptomanes sont des malades dangereux du même genre : ils volent pour le plaisir de voler. Marc a connu un médecin dont la manie consistait à voler des couverts et ne s'étendait pas à la soustraction d'autres objets; Peddie rapporte le cas d'un homme très pieux qui ne volait que des livres de piété. On lui pardonnait ses larcins en raison de leur singularité,

unique jusqu'ici dans la science, la fusion congénitale des deux lobes frontaux. Lombroso, *Anthropologie criminelle.*

1. Dagonet, *Traité des maladies mentales.*

mais à la septième récidive, il fut traduit en justice et condamné. Les grands établissements semblables aux magasins du Louvre ou du Bon Marché attirent particulièrement les kleptomanes, cela a été constaté depuis longtemps.

En 1844 on arrêta une femme qui venait de dérober des futilités dans un bazar. La voleuse était riche, son mari ne lui refusait rien. On la fit examiner par un spécialiste, il reconnut qu'elle était folle.

Cette dame était âgée de trente-deux ans; elle était fille d'un père goutteux et d'une mère alcoolique. Un de ses oncles s'était suicidé, un autre était mort fou; elle-même avait eu des convulsions dans son enfance.

Il y a quelques mois à peine, j'ai donné des soins à une mère de famille qui avait commis un vol stupide de quelques sous au magasin du Louvre. Ma cliente, âgée de quarante ans, n'avait jamais présenté aucun symptôme de folie jusqu'au moment de la ménopause. En étudiant l'influence héréditaire j'appris que sa mère était morte dans un asile d'aliénés et qu'un de ses frères était encore en traitement dans une maison de fous.

Le Dr Mabille a présenté à la Société de médecine légale l'observation d'une dame se livrant à des vols de toute nature et entassant dans ses armoires des rubans, des bonbons, des jouets, etc. Parfois, elle a conscience d'avoir dérobé les objets qu'elle retrouve chez elle, mais elle se souvient mal du lieu où elle les a pris. Elle s'indigne en tout état de cause, d'être prise pour une voleuse, et, en fait, n'est pas en position de se servir du vol pour acquérir les objets qu'elle retrouve en sa possession; plusieurs d'entre ces objets ne peuvent, de par leur destination, lui être d'aucune utilité (1).

Il y a une vingtaine d'années, tout le monde a connu, à Milan, un grand seigneur atteint de kleptomanie, au vu et au su de tous les marchands. Possesseur d'une fortune immense, qu'il employait très noblement du reste, le duc de X... ne manquait jamais de voler quelque objet de petit volume, quand il allait dans une boutique pour y faire un achat quelconque. Sa monomanie était poussée à un tel point qu'un homme de confiance le suivait partout pour solder, sans rien dire, le montant des marchandises dérobées.

Nul n'a jamais songé à douter de la folie de cet Italien.

On a encore cité, en France, le cas d'un homme d'Etat célèbre qui a rempli les fonctions politiques les plus élevées, et qui, lorsqu'il dîne en ville, est invariablement accompagné d'un domestique chargé de rapporter à domicile les couverts d'argent que son maître ne manque jamais de dérober (2).

Il y a dix ans, le tribunal correctionnel de la Seine infligeait trois mois de prison à une grande dame, Mme de K .., qui paraissait ressembler fort à ces kleptomanes de haute volée.

La ressemblance n'était sans doute qu'apparente. En effet, les aliénistes savent distinguer les kleptomanes des voleurs.

Le voleur cherche à s'approprier les choses précieu-

1. Mabille, *Vols multiples avec amnésie* (*Annales d'hygiène et de médecine légale*, 1888, tome XIX, p. 421).

2. Ball. *Les frontières de la folie*.

ses; le kleptomane s'empare indistinctement de tous les objets à sa portée, qu'ils aient ou non de la valeur. L'homme coupable fait son coup dans l'ombre, il le prépare, il l'entoure de précautions; le fou dérobe à n'importe quel moment, en quelque lieu que ce soit; le voleur veut jouir du bien mal acquis, le fou ne songe plus à l'objet qu'il a dérobé; l'un avoue avec une extrême facilité, l'autre s'acharne à nier. Dernière différence, d'une importance capitale : les antécédents du premier sont ceux d'un larron, ceux du second dénotent un malade.

Legrand du Saulle a eu à examiner pendant dix ans les voleuses des grands magasins et il a trouvé 105 malades, ainsi classées :

*Vols pathologiques.*

| | |
|---|---|
| Très faibles d'esprit | 4 |
| Hystériques aliénées | 9 |
| Démentes hémiplégiques | 2 |
| Démentes avec paralysie générale | 5 |
| Démentes séniles | 5 |
| Total | 25 |

*Vols demi-pathologiques.*

| | |
|---|---|
| Hystériques de 15 à 45 ans | 41 |
| Femmes héréditairement prédisposées à l'aliénation mentale | 24 |
| Femmes à l'âge critique | 10 |
| Femmes enceintes | 5 |
| Total | 80 |

A sa statistique curieuse Legrand du Saulle joignait ce commentaire : « Si l'on examine attentivement l'état mental des voleuses de grands bazars, on constate que les malades interrogées sur le délit dont elles sont accusées donnent à peine des explications et ne cherchent pas à se justifier. Lorsqu'on les questionne, elles répondent : « je ne sais pas pourquoi... c'est « incompréhensible, je ne manque de rien... je n'a-« vais pas besoin de tel objet... j'avais de l'argent « pour payer... des bibelots. » La plupart du temps, fait bien digne de remarque, les vols sont commis à une époque du mois où la femme est sous l'influence d'un état physiologique spécial. »

Qu'il me soit permis de terminer par quelques considérations sur l'avarice des malades et celle des médecins, passions qui se montrent lorsque s'agite la question délicate des honoraires.

Les Honoraires. — Alibert écrit : « L'avare redoute d'être pauvre ; telle est l'idée fixe qui met constamment sa cervelle à la torture. On a vu cette crainte s'accroître à un tel point chez certains individus, qu'ils aimaient mieux se laisser mourir que de payer les soins nécessaires pour la guérison des maux qui les accablaient. » Dans son pamphlet intitulé *De la vanité des sciences*, Henri Corneille Agrippa rapporte : « le médecin Pierre Appon qui pratiquait à Bologne, était à la fois si fier, si orgueilleux et si intéressé qu'il ne sortait point de la ville pour un malade à moins de cinquante pistoles par jour : et le saint Père Honorius l'ayant fait venir à Rome dans l'espérance qu'il guérirait sa personne sacrée et infaillible alors bien malade, Appon ne voulut point mettre la main à l'œuvre, ni entamer la cure qu'on ne lui eût promis, par convention, la somme de quatre cents pièces d'or. »

De tels avares renforcés, malades ou médecins, il ne saurait être question à cette place. En traitant des honoraires, je ne veux parler que des praticiens mes contemporains et de leurs clients ordinaires. Or, si je pars de ce principe que toute peine mérite salaire, je dois tout d'abord établir qu'une rétribution est due par le malade qui réclame les soins du médecin. Cette rétribution a un beau nom bien ronflant « honoraires. » On désigne de la même façon l'argent que l'on donne aux avocats, bien que le mode d'encaissement diffère : Messieurs du barreau se font payer d'abord et plaident après ; nous, nous commençons par soigner les gens, ils nous payent ensuite, s'ils nous payent. Les avocats, fâchés du parallèle, pourraient nous objecter leurs clients « d'office. » Ce sont des non-valeurs assez rares, comparativement à nos indigents, dont aucun tribunal n'enregistre le chiffre. Des pauvres nous ne voulons rien, des autres nous voudrions quelque chose, nous ne l'obtenons pas toujours.

L'excellent Dr Caffe disait (1) : « Lorsque la Société demande au médecin de grands sacrifices de temps, d'argent et de travail, l'équité commande que des compensations lui soient octroyées ». En maintes

1. Caffe, *Journ. des connaissances médicales*, 1874.

circonstances, ce commandement de l'équité trouve la clientèle sourde.

Pour ma part, je divise les clients en quatre catégories.

Dans la première je mets les amis du médecin, qui ayant souci de ses nécessités matérielles lui offrent spontanément et courtoisement des honoraires proportionnés à leur situation de fortune, en se considérant non comme des débiteurs soldant une dette mais comme des obligés affirmant leur reconnaissance. Cette clientèle idéale n'est malheureusement pas la plus nombreuse, nous ne le savons que trop (1).

Dans la deuxième catégorie, je place les clients, simplement corrects, attendant qu'on leur envoie un relevé de visites pour en acquitter le montant. froidement, régulièrement, sans discussion, comme ils acquittent leurs contributions, leur terme ou la note de leur tailleur.

Ma troisième catégorie est celle des clients qui, sans refuser de payer, n'ouvrent leur bourse qu'après d'interminables observations : ils contestent le nombre ou l'importance des visites, ils discutent les prix, ils proposent des rabais, ils demandent des délais.

Ma quatrième et dernière catégorie de clients com-

1. A côté d'un petit nombre de personnes qui reconnaîtront généreusement vos soins et qui acquitteront la dette du cœur, combien se croiront quittes envers vous quand, apres avoir supputé le nombre de vos visites et en avoir tarifé la valeur, elles solderont arithmétiquement vos soins, comme une monnaie qu'on échange! Combien vous payeront de la plus noire ingratitude! Cruveilhier, *Les devoirs du médecin.*

prend tous ceux dont l'avarice a fait des indélicats. Dans le tas, on trouve de braves gens, qui se croiraient déshonorés s'ils mangeaient du pain non payé au boulanger ou du gigot venu sans argent de chez le boucher, et qui oublient volontairement d'aider leur médecin à payer son boucher et son boulanger.

L'espèce la plus curieuse de cette catégorie c'est l'*enflammé* du début, devenu le *refroidi* de la fin, que Charles Leroy a saisi sur le vif dans sa délicieuse nouvelle intitulée : *La guérison d'Octavie.*

Octavie est souffrante, le mari appelle un médecin. — Je reviendrai demain, dit le docteur. — Revenez ce soir même, revenez souvent, n'épargnez pas les visites, ainsi parle le mari et ce jour-là et les suivants, même lorsque le médecin affirme que sa présence est inutile. La maladie a suivi son cours, la guérison est obtenue, il y a eu cent cinquante visites à dix francs, soit quinze cents francs légitimement dus. L'enflammé reçoit le mémoire et se refroidit en ces termes :

« — 1500 fr. ! mais les conducteurs d'omnibus ne gagnent pas ça dans l'année ! — non je ne chicane pas; mais ce qui me dégoute, c'est de voir ces gaillards-là vous écorcher pareillement pour payer leurs dettes du quartier latin. J'aime bien Octavie, je ne marchande pas la santé, non certes, mais elle n'était pas si malade que ça après tout. Le pharmacien, ça, il a fallu y passer, autrement il n'aurait rien donné ; mais le médecin !... Pas malin 150 visites, il n'arrêtait pas d'être ici, pour un peu il aurait demandé à coucher. 300 fr. c'est gentil, j'irai jusqu'à quatre, mais pas un sou de plus ; s'il le faut, nous plaiderons etc., etc. »

On plaide, le mari d'Octavie est condamné à payer. Depuis, il répète à tout venant :

— « Les docteurs, ne m'en parlez pas. Tenez, figurez-vous, Octavie avait la fièvre ; je dis au médecin : Coupez-la-lui, ou sans ça ma femme va être... compliquée.

« Eh bien ! il ne lui a rien coupé, il lui a donné la petite vérole, et savez-vous ce qu'il m'a pris ?

« Non, n'est-ce pas, eh bien ! il m'a pris 1500 francs, et il a cherché à me faire mettre en prison.

« — Pas possible !

« — Oui, et encore il nous a manqué une petite cuiller d'argent... pendant qu'il faisait ses visites. »

Un autre type remarquable d'avare c'est l'*indigné*, dont je trouve ce bel exemple, sans le chercher dans le domaine de la fiction. Le Dr Bastin, d'Asnières, en a rapporté l'histoire comme suit, en 1882.

« Il y a quelque temps, écrit notre spirituel confrère, un jeune homme est pris d'une crise nerveuse grave en chemin de fer, entre Nanterre et Asnières. Ses compagnons de route, terrifiés, appellent le chef de gare. On sort à grand'peine de son wagon de première classe le malheureux jeune homme ; on le transporte — c'était en été — sur le gazon d'un jardinet, et le chef de gare m'envoie chercher par un de ses employés, en me faisant dire de venir de suite pour un cas très pressant. Je laisse ma consultation et je cours à la gare. Je reste auprès du malade une demi heure. Je l'entoure de tous les soins possibles et je ne le quitte que lorsqu'il a repris ses sens. Ce jeune homme était le fils du baron S..., un homme très titré, comme on le verra tout à l'heure.

« J'espérais, dit le Dr Bastin, recevoir le lendemain un mot de remerciement de la part du père de ce jeune homme, ou quelques jours plus tard la visite de ce jeune homme lui-même. Dame, un baron, un fils de baron, ça doit savoir vivre. — Mais non. Rien ! — Quinze jours se passent, puis un mois, pas même une carte de visite.

« Vis-à-vis de ce procédé tout à fait sans façon, je me dis alors que, ma foi ! je serais bien naïf d'y mettre une discrétion exagérée et j'envoie au père du jeune homme une pauvre petite note bien modeste, de dix francs. Ma première lettre étant restée sans réponse, j'en écris une seconde. Je vous donne en mille à deviner la réponse que me fit enfin ce singulier baron. Mais vous ne la devineriez pas.

« La voici mot par mot, dans toute sa splendeur sur du papier officiel et gouvernemental :

Ministère de la Justice

—

Direction des Affaires criminelles
et des grâces.

Monsieur le docteur,

« Je n'ai pas connu votre réclamation dans son origine ; mais quand je l'ai connue, j'en ai été bien étonné. Vous avez donné non des soins, mais des secours immédiats à un jeune homme se débattant contre une attaque d'épilepsie, tels que le premier passant ne s'est jamais refusé à les donner. Je ne crois pas avoir besoin de faire une leçon d'humanité à un médecin français, et je me tiens à votre disposition le jour où vous voudrez porter la question devant M. le juge de paix de Courbevoie qui connaît bien cette situation.

Veuillez agréer, Monsieur le Docteur, mes civilités empressées.

Baron S...

Chef des affaires criminelles au ministère de la Justice, Avocat-Docteur en droit, gendre du Dr X..., de l'Académie de médecine, Président honoraire de la Société municipale de secours mutuels du quartier.

— Attrape, Bastin!

Au fond, l'irrévérencieux confrère d'Asnières n'a pas été frustré. Il réclamait deux pièces de cent sous; la lettre qu'il a reçue montera au moins à deux louis, à la prochaine vente d'autographes célèbres.

*
* *

Un autre mauvais client de la dernière catégorie c'est l'Etat, qui nous alloue à Paris neuf francs pour l'ouverture d'un cadavre, quel que soit son degré de putréfaction — qui réduit ce chiffre à sept francs si le mort est trouvé sur le territoire d'une commune ayant moins de quarante mille habitants, et qui s'en tient au moderne écu dans les autres villes, villages ou hameaux (1). Surtout n'oubliez pas qu'aucun médecin ne peut se soustraire à l'obligation de retrousser ses manches pour cette belle et lucrative besogne,

1. *Tarif des frais en matière criminelle*, chapitre II, article 17.

lorsqu'il en est requis par un magistrat instructeur.

C'est une corvée ingrate, pénible, dégoûtante même; eh bien personne ne s'en plaindrait, si les auteurs du décret du 18 juin 1811 (toujours en vigueur) n'avaient pas fait aux docteurs l'injure de les salarier comme des fossoyeurs ou des égoutiers. Lorsque la justice a besoin de notre concours pour s'éclairer, qu'elle le demande; dans les circonstances les plus répugnantes nous le donnerons, mais nous ne voulons pas le vendre. On parle de réviser le vieux tarif de 1811, je ne suis pas partisan de cette révision, parce qu'on aurait beau doubler ou tripler les anciens chiffres, on ne parviendrait jamais à en faire des « honoraires » au vrai sens étymologique de ce mot. Voulez-vous réellement « honorer » le médecin-légiste, enlevez à cet auxiliaire naturel et obligé de la justice la patente qui l'assimile à un marchand de cassonade. Il ne sera pas plus riche pour cela, mais vous lui aurez donné l'illusion de penser qu'il exerce une fonction élevée, un acte d'utilité publique et non un métier infect, lorsqu'il cherche, sans se boucher le nez, la solution d'un problème criminel dans les profondeurs de la putréfaction.

Encore un mot sur les honoraires officiels.

Les maîtres de nos écoles de médecine ne sont pas assez payés par l'Etat, ils demandent trop d'argent à la clientèle — et ils meurent riches. Il y a pourtant quelques exceptions :

Le professeur Beclard mourut pauvre, le professeur Gavarret également. Fonctionnaires, chargés de présider à l'enseignement de la médecine, ils se consacraient entièrement à leurs fonctions, ils n'exerçaient pas, ils ne voyaient pas des malades pour de l'argent.

Je connais peu de professeurs qui soient dans ce cas, et je le regrette vivement, au nom de la morale républicaine, dont nous avons plein la bouche sans qu'il nous en descende un atome au ventre.

Voici la raison de mon déplaisir.

Le titulaire d'une chaire de l'Etat est, à mon humble avis, l'*employé* de l'Etat, au même titre qu'un ambassadeur, un procureur général, un préfet, un percepteur, un simple cantonnier. On ne voudrait pas d'un cantonnier qui empierrerait des chemins particuliers, au lieu de faire du cailloutage sur les voies nationales; on trouverait mauvais qu'un percepteur se transformât en agent de recouvrements pour une maison de banque; on ne souffrirait pas qu'un préfet ouvrît un cabinet de consultations administratives; on ne permettrait pas à un procureur de plaider la plus juste des causes privées; on flétrirait un ambassadeur faisant acte de commerçant.

Et on permet qu'un professeur de Faculté vende en détail, au public, une science que l'Etat lui a payée d'avance en gros!

Je vois là une anomalie choquante, dont je demande la suppression.

Ma motion — qu'on ne s'y trompe pas — tend à glorifier des professeurs morts sans viser aucun professeur vivant.

S'il est, à l'Ecole de Paris, comme dans les autres écoles de France, quelques individus arrivés « princes de la science », ne voyant dans leur qualité de professeur qu'un titre ronflant propre à autoriser un taux d'honoraires exorbitant, on compte un nombre bien plus considérable de maîtres consciencieux, s'occupant surtout d'instruire les élèves et ne voyant dans les profits de la clientèle privée qu'un supplément légitime, destiné à compléter une solde officielle insuffisante.

A ceux-là comme aux autres, je demande qu'il soit interdit d'exercer la profession des médecins qui payent patente. Pour les bons comme pour les mauvais, je voudrais une loi ainsi conçue :

« Tout docteur qui professe dans une faculté de l'Etat perd le droit de faire de la clientèle. »

Le jour où cette loi sera votée, les professeurs qui battent monnaie avec leur titre se retireront : la science n'y perdra rien. Quant aux hommes laborieux, véritablement voués à l'étude et à l'enseignement, ils ne déserteront pas l'école : ils feront pour l'art plus encore qu'ils n'avaient fait. Ils oublieront complètement qu'à côté de l'art médical il existe un métier de médecine; ils seront toujours de parfaits fonctionnaires d'un ordre élevé, jamais des mercenaires à la disposition des malades riches qui ne craignent pas la dépense.

A ceux qui trouveraient ma proposition trop révolutionnaire, je recommande la lecture de cet avis, emprunté à l'*Union médicale* :

« Un concours public s'ouvrira à Lyon, pour un emploi de sous-directeur du bureau d'hygiène... Les candidats devront être âgés de vingt-cinq ans révolus, être Français, pourvus du diplôme de docteur... Le traitement alloué est de 4,000 francs au minimum... *L'exercice de la médecine est interdit au titulaire.* »

L'Hôtel-de-Ville de Lyon faisant pour son bureau d'hygiène ce que l'Hôtel-de-Ville de Paris avait déjà fait pour le service sanitaire des Halles et marchés, les journaux de médecine les plus attachés aux vieux us ne songent mie à s'en scandaliser ; ils applaudissent presque.

Un jour viendra où ils proclameront que ce qui est bon pour les municipalités ne saurait être mauvais pour les Etats, — et parmi les professeurs de France il n'y aura plus que des Beclard et des Gavarret.

*
* *

Il existe, le fait n'est pas douteux, des médecins avares. En voulez-vous la raison ? Mon vieil ami Corlieu, le plus fécond des médecins poètes, l'a rimée ainsi :

« C'est en vain que, doué d'une ardeur peu commune,
Un jeune homme, croyant aller à la fortune,
Consacre à nous guérir son temps et ses efforts.
Si son père n'a point de vastes coffres-forts,
S'il ne recueille point quelque gras héritage,
S'il ne contracte pas un riche mariage,
Vous le verrez souvent, travailleur sans profit,
Succomber jeune encor, malingre et décrépit.

La même raison a été formulée en prose par cent auteurs divers, à commencer par Hippocrate. Ce père de la médecine, qui n'a jamais refusé les présents d'Artaxercès — parce qu'Artaxercès ne lui en offrit jamais — Hippocrate a écrit « s'il y a à secourir un pauvre et un riche, c'est chez le pauvre que vous devez d'abord aller. »

Puis il a ajouté :

« Pour l'ordinaire les malades manquent de reconnaissance. Les pauvres sont d'abord doux et soumis, ensuite méchants et ingrats. Les riches, tandis qu'ils sont malades, s'épuisent en promesses pour s'assurer les soins du médecin. Sont-ils guéris, ils s'excusent de ce que leurs fermiers ne les payent pas » (1).

E. Carrière dit (2) : « Le médecin qui avait espéré vivre de son état recueille le plus souvent la gêne, si même les difficultés de l'existence ne le condamnent pas à d'amères humiliations. »

Cadet-Gassicourt avait exprimé une opinion semblable. Voici les paroles de ce maître : « L'ingratitude des malades est une chose vraiment remarquable ; le proverbe qui dit *mal passé n'est que songe* se vérifie tous les jours. »

Le doux Monin du *Bréviaire*, qu'il ne faut pas confondre avec le rose Monin du *Gil-Blas*, a eu lui aussi son accès d'amertume, traduit en ce conseil aux jeunes : « Une recommandation dont je vous engage à faire votre profit : laissez écouler le moins de temps possible entre le service rendu et l'expression matérielle de la reconnaissance » (3).

Le Dr Cezilly fait et refait, depuis dix ans, le tableau des misères de la profession médicale. Son parallèle

1. Hippocrate, *Avis* in *Œuvres complètes*, trad. E. Littré.

2. Carrière, *Dictionnaire des dictionnaires de médecine* de Fabre.

3. F. Monin, *Le Bréviaire du médecin*, 2e édition, Paris, 1869.

entre le praticien et l'employé mérite d'être reproduit. Le voici :

« Un fonctionnaire, bien renté, est astreint à un travail de six ou sept heures par jour ; il dispose librement de ses soirées, des dimanches et jours de fêtes, et dort à poings fermés toute la nuit. Tous les ans il jouit d'un congé et, après vingt-cinq ans de service, il a droit à une retraite. Rassuré dans le présent, il voit venir la vieillesse avec tranquillité.

« Un médecin est pris par les clients du matin jusqu'au soir et souvent du soir jusqu'au matin ; il n'existe pour lui ni dimanches ni fêtes, encore moins de congé. Après trente années de ce travail continuel, c'est à peine, bien souvent, si ses recettes équilibrent ses dépenses, et le jour où la maladie, la fatigue ou le grand âge l'obligent à se retirer, nul ne songe à lui assurer une retraite si bien gagnée... »

Lauvergne, Malgaigne, Munaret, Dechambre, Amédée Latour. etc., à la faculté ; Balzac, Sue, Hugo, dans leurs romans ; Duruy, Turgis, Bourgeois, Trarieux (1), à la tribune, ont fait des constatations aussi tristes, je n'en veux plus signaler qu'une. Elle est du professeur Brouardel. Ce maître éminent, qui ne fut jamais un Jérémie, disait en 1874, dans un rapport sur les actes de l'association médicale : « Si les médecins diminuent

1. « Ce que je sais, c'est que la plupart des médecins de nos campagnes travaillent comme des nègres, plus que personne autour d'eux ; que c'est à peine, cependant, si leurs gains fournissent aux besoins de leurs familles et que, dans tous les cas, on aurait peine à en citer un seul qui s'enrichisse à courir nuit et jour les grands chemins. » Trarieux, *Discours au Sénat*, avril 1892.

de nombre, c'est qu'ils ne peuvent plus vivre honorablement dans les pays qu'ils abandonnent. »

Les médecins tombés dans l'avarice sont généralement ceux qui ont trop médité les enseignements pratiques qui précèdent. Il faut leur pardonner ce péché, surtout lorsque la passion est née chez eux après une grosse nichée d'enfants voués à la pauvreté.

Si, parmi les heureux de la profession, vous connaissez des béats qui multiplient leurs visites ou exagèrent le taux des honoraires pour le plaisir d'empiler de l'or sur de l'or, blâmez-les ferme, je suis prêt à les blâmer avec vous ; mais, si vous trouvez sur votre chemin quelque praticien maigre et rapé, déployant un zèle excessif en vue d'une pièce blanche supplémentaire, ne vous hâtez pas de l'accuser d'avarice. Au début de ma carrière à Paris, j'ai donné des soins à un vieux confrère, modeste et bon, que ses rares clients prenaient pour un ladre fieffé. Il n'était que misérable, j'en fis la douloureuse constatation, car il mourut de... misère.

Une note gaie, pour finir ce triste chapitre : une dame très avare était en léthargie ; on l'en fit sortir en faisant sonner à côté d'elle un sac d'écus.

Le fait est affirmé par le Dr Descuret, c'est le cas de répéter « *si non e vero e bene trovato.* »

# CHAPITRE V

## LA LUXURE

Appelez l'amour

« La sainte communion de deux âmes, »

« L'échange de deux fantaisies, »

« Le contact de deux muqueuses, »

« Le penchant impérieux dont le but providentiel est la production, »

« Le besoin ou la poésie des sens, »

« Le miel de la vie, »

« Une aspiration violente de toutes les facultés vers un autre être, »

« Le boulet que le hasard rive au cœur, »

« Le choc de deux atomes, »

« Une question de canapé, »

« Une petite épilepsie, »

Ou « un tyran qui n'épargne personne. »

Quelle que soit votre définition, poétique ou brutale, éthérée ou terre à terre, elle fait toujours songer à un acte physiologique dont l'exercice normal est l'exécution d'une loi de la nature, dont l'abus et la perversion constituent une passion des plus nuisibles à la santé, la luxure.

Faudra-t-il, à propos de cette passion qui fait rougir, étaler des tableaux techniques, plus propres à réveiller des curiosités malsaines d'enfants vicieux qu'à guider des hommes égarés ? Cet exercice dangereux, familier aux gens qui font de la pornographie sous prétexte de faire de la vulgarisation, n'est pas nécessaire. La science peut tout dire et rester chaste. Le professeur Longet en est la preuve évidente, lorsqu'il écrit ceci (1) :

« A l'époque de la floraison, les différentes parties de la fleur s'échauffent : cet échauffement accidentel, beaucoup plus considérable au niveau des organes sexuels, coïncide avec une absorption plus active d'oxygène et diminue graduellement après l'émission du pollen. Des phénomènes analogues se présentent chez les animaux, pendant l'exercice des fonctions génitales, et l'expression de « chaleur » comme synonyme de l'état de *rut*, semble prouver que l'élévation de température dont sont alors le siège les organes auxquels ces fonctions sont dévolues, est manifeste pour tout le monde... A défaut d'observations directes, qui nous permettent d'évaluer la production de chaleur qu'entraîne, chez les animaux, l'exercice des fonctions génitales, nous pouvons déduire cette production de l'amaigrissement rapide qu'on remarque chez plusieurs d'entre eux à l'époque de l'accouplement. En voici un exemple des plus curieux. Dans les districts de l'Amérique du Nord, les ours, engraissés par l'usage abondant des fruits alors en pleine maturité, s'accouplent au mois de septembre. Les femelles se réfugient dans leurs cavernes, où l'œil de lynx du chasseur indien parvient rarement à les découvrir. Mais les mâles, épuisés et amaigris, ont besoin de dix à douze jours pour recouvrer à peu près leur embonpoint primitif. Si l'hiver est très précoce, ces animaux n'ont

1. Longet, *Traité de physiologie.*

pas le temps d'acquérir de nouveau toute la graisse qui leur est indispensable pour passer cette saison; ils se hâtent alors d'émigrer. C'est ainsi qu'on les voit pénétrer dans les Etats-Unis par le Nord : ils sont alors très maigres. »

Laissez-moi simplement ajouter que l'homme doit se rappeler ce chapitre de Longet, parce qu'il « peut faire l'ours » tous les mois de l'année, et cela m'aura suffi pour indiquer, sans blesser la pudeur de personne, les dangers de l'abus d'une chose, excellente lorsqu'on en use discrètement.

*
* *

Rien n'est beau que le vrai, le vrai seul est aimable. Il faut être deux pour accomplir l'acte physiologique que nous étudions. Quiconque cherche, tout seul, la satisfaction qui n'est promise qu'au couple, viole les règles de la morale et celles de la physiologie; il devient, du même coup, méprisable et malade. Est-il nécessaire d'en dire plus long, pour signaler les dangers des pratiques solitaires, sur lesquelles Tissot, H. Fournier et d'autres ont écrit de gros volumes? Je ne le pense pas.

Lorsqu'on est deux, on peut, sous l'influence de la luxure, agir ensemble comme si l'on était seul. Cette pratique bi-latérale, mise en honneur par l'économiste anglais Malthus, est fort dangereuse, bien qu'elle ait été déclarée inoffensive et même louable par certains médecins. C'est ainsi que le Dr Spurzheim, qui eut son heure de célébrité comme propagateur des idées de

Gall sur la phrénologie — en attendant de devenir son concurrent — a osé écrire ceci :

« L'amour physique doit-il être limité dans la société ? Les facultés propres à l'homme décident cette question.

« Celles-ci sont données pour produire le bonheur général.

« Ainsi l'amour physique étant un instinct animal, doit être restreint quand ses effets sont contraires au but des facultés humaines.

« Or, il est certain que le nombre des habitants d'un pays influe sur leur bonheur ou sur leur malheur. Une trop grande population amène nécessairement la misère et la dégénération de l'espèce. La morale naturelle et la morale chrétienne interdisent de tuer ou d'exposer les hommes malheureux qui existent; elles commandent à la communauté d'en avoir soin, mais *elles permettent d'empêcher la trop grande multiplication*, ainsi que tout ce qui entrave le bonheur commun. Les publicistes les plus éclairés admettent que les hommes se multiplient en proportion des moyens de subsistance, de même que les êtres vivants en général prospèrent ou périssent en raison de leur nourriture. La végétation s'accroît en proportion de l'engrais qu'on répand sur les terres. Dans un climat où il y a des rossignols, on en trouve plus ou moins, d'après la quantité d'insectes dont ils vivent. Les troupeaux sont nombreux dans les provinces qui abondent en pâturages. De la même manière, les pays se peuplent à mesure qu'ils produisent de quoi nourrir les habitants. Il est vrai qu'une province fait vivre plus de personnes sobres et tempérées que d'hommes gourmands et luxurieux; mais il n'est pas moins vrai que la nourriture est une des conditions principales de la population. L'équilibre se soutient indubitablement, mais non pas sans causer le malheur de bien des gens. Ne serait-il pas plus méritoire pour les gouvernants et plus salutaire pour les gouvernés, de prévenir les maux qui font disparaître le trop grand surcroît d'habitants ?

« Que ceux qui pensent autrement réfléchissent sur le but de l'espèce humaine et sur ce qu'on fait, réellement dans toutes les sociétés, et à ce qu'on dit pour le bonheur général ; et ils cesseront de défendre indistinctement la liberté personnelle par rapport à la propagation » (1).

Cette page curieuse en faveur des théories de Malthus est contredite par l'observation. La circonspection en matière d'union sexuelle est chose détestable à tous les points de vue; s'opposer, de parti pris, au but final fixé par la nature, c'est se révolter contre une loi immuable, que le triste Schopenhauer luimême a définie chimiquement d'une façon fort gaie, lorsqu'il a dit : « Les deux amants doivent se neutraliser mutuellement, comme font les acides et les alcalis dans la composition des sels (2) ».

Soyez acide, monsieur; soyez alcali, madame; ne soyez neutre, ni l'un ni l'autre. La neutralité voulue et réitérée de monsieur mène à la déchéance des facultés morales et physiques, à la détérioration des orga-

1. Spurzheim, *Nature morale et intellectuelle de l'homme*, 1820.

2. Schopenhauer, *Métaphysique de l'amour*.

nes de l'intelligence, le cerveau et le cervelet (1), à l'ataxie locomotrice, à la paralysie générale; là neutralité calculée de madame entraîne des désordres nerveux variés dont l'hystérie est la synthèse et une stérilité définitive, car les femmes, qui ont commencé par ne pas vouloir, finissent par ne plus pouvoir enfanter.

***

Chaque âge a ses plaisirs. Le plaisir de l'amour ne doit pas être trop hâtif; il ne doit pas non plus chercher à se montrer quand vient l'hiver de la vie.

L'adolescent qui poursuit la femme, lorsqu'il n'a pas encore atteint l'âge fixé par la nature pour la propagation de l'espèce, épuise inutilement une sève incomplètement élaborée; le vieillard, qui court à des combats pour lesquels il n'est plus armé, y reçoit souvent des coups mortels.

Celui qui voit, avant l'heure normale, le fonctionnement intempestif des organes de la génération, assiste souvent à leur usure prématurée et à celle de ses poumons; celui qui cherche à réveiller artificiellement les organes sexuels, au moment de leur sommeil physiologique, prend le chemin qui mène droit aux petites maisons ou au cimetière. Aux collégiens imberbes, avides d'émancipation amoureuse, montrez un musée pathologique étalant en belle lumière les horreurs de

1. « Les rats, les souris, la taupe, le cochon d'Inde, ont le cervelet très grand, et c'est pour cela même que l'instinct de la propagation est chez eux très actif. » Gall, *Fonctions de l'encéphale.*

la syphilis; aux vieux à barbe blanche, chercheurs de philtres régénérateurs, rappelez la fin malheureuse du pauvre professeur Accolas. Enfin, à ceux qui sont à l'âge normal de l'appétit sexuel, criez bien haut : gare aux indigestions.

Ni trop tôt, ni trop tard ; ni goinfrerie, ni jeune ; telle devrait être la maxime adoptée par tout le monde. Les auteurs les plus réservés sont de cet avis. L'exercice violent et l'inertie absolue sont des causes de maladie.

« Il en est de même, dit Auber, des irrégularités de la fonction de reproduction, soit en plus, soit en moins : ainsi les excès vénériens déterminent des ataxies, des adynamies, des névroses, des défaillances, des anéantissements ou des aberrations de la faculté intellectuelle, des congestions, des apoplexies, des paralysies.

« Et d'autre part la continence absolue entraîne des désordres aussi graves, surtout chez les personnes bien organisées ; l'hystérie, la nymphomanie, le priapisme, l'hypocondrie et la folie en sont bien souvent les trop déplorables résultats (1). »

S'il est vrai qu'une vie de débauche prédispose fatalement ceux qui s'y abandonnent à maintes affections morbides, l'épilepsie comprise (2), il ne s'en suit pas

1. E. Auber, *Traité de la science médicale*, 1853.

2. « L'abus, comme l'aberration dans les plaisirs génitaux peut contribuer au développement de l'épilepsie... tout le système nerveux prend part à l'accomplissement des fonctions génitales; aussi son ébranlement par des excès ou par l'onanisme est facile à démontrer. Ce vice conduit à l'anémie, qui est la racine de l'épilepsie. C'est l'occasion de répéter ici ce vieux proverbe : « l'amour est-il trop brûlant? il se consume

que Dupuis ait erré lorsqu'il appelait le célibat « un vice anti-social, mis mal à propos au nombre des vertus » (1).

Bertillon, l'apôtre fervent de la statistique, a constaté après bien d'autres statisticiens que la mortalité est beaucoup moins grande chez les gens mariés que chez les célibataires ; un maître de l'École d'anthropologie, Letourneau, n'a pas craint d'écrire : « le besoin voluptueux se range immédiatement après les besoins nutritifs, dont il a presque l'énergie. Souvent il est presque impossible à la volonté de le réfréner. Sa non-satisfaction ne cause pas la mort, mais engendre parfois des névroses plus ou moins graves. Souvent il entraîne à des excès d'où résultent diverses maladies nerveuses » (2).

Nous devons en conclure, positivement parlant, que la vie à deux a du bon, et, religieusement, nous avons le devoir de nous incliner devant cette pensée profonde du comte de Rochester : « le plaisir de l'amour suffirait à faire bénir Dieu dans un pays d'athées. »

Que l'idée sublime de la paternité entrevue vienne se joindre à l'idée brutale de la possession réelle, et une transformation se produit, que Courmont appelle « une modification circulatoire » (3), que je voudrais nommer « un divin mystère ».

alors aux dépens de la moelle épinière. » C'est en effet dans la moelle épinière dégénérée, qu'il faut souvent chercher le pays des manifestations épileptiques ». Dr W. Derblich, *Des maladies simulées*.

1. Dupuis, *Origine des cultes*.

2. Ch. Letourneau, *Physiologie des passions*, 1878.

3. « Il est remarquable que, tandis que les facultés ration-

*
* *

La plus forte attraction étant celle que la nature a mise entre les deux sexes, la luxure a cherché un appareil pour rendre cette attraction stérile. Elle a cru le trouver dans un objet qui porte le nom d'un vêtement anglais, bien qu'il soit fabriqué en grand dans la commune la plus poétiquement baptisée du département de la Seine. C'est un médecin, nommé Condom, qui aurait imaginé cet étui malpropre, dans un but de prophylaxie. Il avait voulu en faire un *préservatif* de la syphilis. C'est sous ce nom qu'on l'annonce cyniquement à la quatrième page de certains journaux — on l'a trans-

nelles sont toujours égales et semblables à elles-mêmes; les instincts de sensibilité, au contraire, subissent à certains moments de la vie de l'individu, des crises d'exaltation par lesquelles la nature complète le puissant ensemble de moyens destinés à assurer la perpétuité de l'espèce. Entre l'homme d'hier qui n'aimait pas, et l'homme aujourd'hui obsédé et saisi tout entier par la passion, il y a toute une révolution psychique. Entre l'homme et la femme, à qui la pensée des embarras de la paternité était importune, et ce même homme, cette même femme, qui risqueraient maintenant leur vie sans hésiter, pour sauver le petit être insignifiant, le nouveau-né inconscient qu'ils ont appelé à l'existence, il y a encore toute une révolution psychique. Allons au fond de ces phénomènes. La psychologie nous y montre l'exaltation de la sensibilité de l'esprit, et si nous demandons à la physiologie quelle peut en être, à son point de vue, l'origine, sa réponse n'est pas douteuse : c'est une modification circulaire. » F. Courmont, *Le cervelet et ses fonctions*, 1891.

formé en *anti-gosse*. — C'est sous ce vocable fin de siècle qu'on le désigne dans l'arrière-boutique des herboristes.

Quoi qu'en puissent dire des prospectus sur papier rose, circulant sous simple bande à la poste (1), la pré-

1. Voici un spécimen authentique de cette triste publicité :

Messieurs,

Depuis longtemps déjà, la science a prouvé la contagion terrible des maladies secrètes provenant de rapports sexuels avec une personne malade.

Que de jeunes gens, surtout dans nos grandes villes, où la débauche est si grande et le plaisir si facile, sont victimes de leur imprudence ! C'est avec une confiance aveugle et sans réflexion, qu'ils vont où le plaisir les appelle, et d'où, le plus souvent, ils sortent avec le germe d'un mal qui en fait des vieillards avant trente ans et les frappera même dans leurs enfants, si toutefois ils peuvent en avoir.

C'est donc une plaie sociale, qui, souvent, ne peut se guérir, mais contre laquelle il faut surtout se prémunir.

C'est donc dans ce but, et certain de rendre un véritable service à la Société, que j'ai l'honneur de vous informer que pour se préserver complètement de cette terrible maladie et sans porter atteinte au plaisir où nous convie la nature, je tiens à votre disposition des *préservatifs* en caoutchouc, bien préférables à ceux en baudruche, par leur qualité et leur facilité à s'en servir, et surtout sans odeur ni déchirure, au prix de (Recommandé par de nombreuses sommités médicales).

*Expédition* : Ficelée et recommandée, *franco*, cachetée et recommandée, 25 c. en plus par douzaine.

*Envoi contre mandat ou timbre poste.*

Sur demande, à titre d'échantillon, j'envoie, sous pli ca-

servation n'est nullement assurée, mais les naissances diminuent.

En 1885, le Dr Lunier disait : « le nombre des enfants nés par ménage est descendu de 4, 23 à 3, grâce surtout à l'avortement préventif qui remplace largement en France l'avortement véritable, de jour en jour plus fréquent en Angleterre et en Amérique. Le commerce fournit de plus en plus des engins spéciaux dont les femmes se servent, non plus pour se préserver de la syphilis, mais pour se prémunir contre la conception (1). »

La situation ne s'est pas améliorée depuis, et l'industrie du caoutchouc dilatable continue à prospérer. Si vous étiez tenté d'user de cette marchandise, vous feriez bien de méditer l'opinion d'un homme compétent, le grand syphilographe Ricord. « Le Condom, disait-il, est un mauvais parapluie que la tempête peut crever ou déplacer, et qui, dans tous les cas, garantissant assez mal la tête de l'orage, n'empêche pas les pieds de se souiller (2). »

cheté, trois *préservatifs* contre en timbres-poste.

Chaque demande est toujours expédiée franco par retour du courrier, en boîte ficelée et recommandée pour éviter les indiscrétions et les interprétations malveillantes, et poste restante ou à toute autre adresse indiquée pour les personnes qui désireraient ne pas recevoir à domicile.

N. B. — *Pour éviter les erreurs d'expédition, écrire bien lisiblement votre adresse.*

Je tiens des *préservatifs* en baudruche de première qualité pour les personnes qui les préfèrent, au prix de

1. Lunier, *Académie de médecine.*
2. Ricord, *Lettres sur la syphilis,* 3e édition. Paris, 1863.

Conclusion : que la luxure oppose le préservatif à la syphilis ou à la grossesse. Cet engin de malheur ne donne des garanties sérieuses à personne, pas même aux veuves qui, voulant être consolées sans paraître consolables, voient dans le Condom la combinaison commode de la paillardise et du platonisme. Ne vous y fiez pas, silencieuses pécheresses, et sachez que toute rencontre amoureuse commencée avec Platon, même vêtu de baudruche, risque de finir avec le Dr Charpentier, armé ou non du forceps d'acier.

---

# CHAPITRE VI

## LA GOURMANDISE.

« Les financiers s'adonnent à la gourmandise par ostentation, les médecins par séduction, les gens de lettres par distraction, les dévots par compensation ». Cet aphorisme de Brillat-Savarin fait la gourmandise sœur de la gastronomie, ce n'est pas la mienne. Celle qui m'intéresse, c'est la passion que le catéchisme définit « un amour déréglé du boire et du manger » et, que la pathologie pourrait appeler « l'abus des organes digestifs ».

La nature — la sainte nature — nous a donné deux merveilleux régulateurs de la nutrition : la faim et la soif. Quand le manger ou le boire deviennent nécessaires à l'organisme, nous en sommes avertis par ces moniteurs prudents. Si nous attendons leur appel pour renouveler les matériaux utiles au fonctionnement de la machine humaine, nous sommes sages; si nous devançons le signal ou si nous le dépassons de parti pris, par plaisir, nous sommes fous, et nous tombons dans la gourmandise, ou la goinfrerie.

« L'indigestion, dit Victor Hugo, est chargée par le bon Dieu, de faire la morale aux estomacs. » L'indigestion, il faut l'avouer, ne fait pas toujours cet office, car il est de nombreux gourmands dont l'estomac bénévole ne proteste pas; mais, si la panse de ces gastrolatres ne dit rien, leurs autres organes parlent assez éloquemment.

Si, dans la peinture allégorique de Cornélius, la gourmandise est figurée par un homme aux formes obèses, à la mine abrutie, à la bouche béante, qui s'est laissé choir sur ses genoux, c'est parce que le gourmand est, en réalité, atteint à la peau, à la face, aux membres : son embonpoint que d'Houdetot comparait à la grossesse honteuse d'une vieille fille, en fait un essoufflé poussif ; l'empâtement de son visage enlève toute expression intelligente à ses traits (1) ; le développement exagéré des muscles qui actionnent ses lèvres et sa mâchoire crée des saillies brutales, désormais inhabiles au sourire; sa pléthore générale épaissit l'huile destinée au graissage de ses articulations.

Pour indiquer les effets de la gourmandise, en termes plus précis, voici, d'après la pathologie, l'énumération des maladies qui menacent les gros mangeurs.

Les gourmands ont à redouter :

Dans la bouche, les éructations;

Dans l'œsophage, le pyrosis ;

Dans l'estomac, la dilatation, la gastrite et la gastralgie;

Dans l'intestin, l'entérite, l'entéralgie, la tympanite;

Dans le foie, la cirrhose et l'hépatite;

Dans la rate, l'engorgement vésiculaire ;

Dans les reins, la gravelle ;

1. Des joues larges et pendantes dénotent, la plupart du temps, des individus adonnés à la gourmandise (Descuret).

Dans les muscles, le rhumatisme et les crampes;

Dans les articulations, la goutte (1);

Sur la peau, toute la série des éruptions allant de l'intertrigo à l'eczéma;

Au cerveau, l'apoplexie.

Voilà, sans compter l'insomnie, les maux auxquels s'exposent les gloutons. La gourmandise élégante, ennemie des gros excès apparents, se croit à l'abri de ces maux; elle ne l'est pas toujours. S'il existe une grande différence morale entre le goinfre, qui s'empiffre au hasard de la fourchette, et le gastronome qui sait choisir les bons morceaux, une similitude physique les rapproche : l'un et l'autre mangent plus qu'il ne faut manger. C'est la quantité qui tente le premier, c'est la qualité qui sollicite le second, mais, au fond, la même passion les domine tous les deux, et, c'est peut-être le mangeur raffiné qui en patit le plus, parce que son palais blasé réclame des excitants culinaires, qui lui mettent bien souvent le feu au ventre.

L'intempérant vulgaire digère péniblement ses gros repas, dans une sorte d'abrutissement comateux; le gourmand très savant en sensualité gustative compte douloureusement les obstacles que doivent franchir ses fines munitions de bouche, avant d'arriver où vont les plus grossières victuailles, à la chaise percée (2).

1. Les sujets prédisposés à la goutte ont un appétit très marqué pour la nourriture animale et l'alcool (Laucok).

2. Le gastronome finit par tomber dans un état de pléthore. de polysarcie, d'exubérance de sang, de graisse et d'humeur, Cet empâtement général n'est pas compatible longtemps avec le jeu régulier des organes, Dr L. Bergeret, *Les passions*.

Que l'on fasse abus de bécasse en salmis ou de saucisse aux choux, on n'en est pas moins malade — et stupide. C'est l'avis des médecins, des poètes et des théologiens.

Le vieux Saint-Gelais chantait :

« D'advis il y a bien peu
En un corps largement repeu. »

Alibert disait :

« Les gourmands ont l'âme fermée aux vrais plaisirs et mille dégoûts l'inquiètent. »

Le R. P. Senault prêchait :

« Tandis que l'homme se contentait des fruits que la terre lui donnait et que sans irriter son appétit par des viandes recherchées, il ne mangeait que pour apaiser sa faim, il n'avait point d'humeur superflue à dessécher, de fluxion à détourner, ni de fièvre à guérir ; l'abstinence faisait tous ses remèdes, et la diète dont il usait tarissait la source de tous ses maux. Mais depuis qu'il a dépeuplé la mer et la terre pour se nourrir, que des monstres de la nature il en a fait ses aliments, qu'il a voulu savoir quel goût avaient les tortues et les autres reptiles que la simplicité de nos ancêtres confondait avec les serpents ; depuis qu'il a voulu accorder en son corps les éléments qui se font la guerre dans le monde, mêler les poissons avec les oiseaux et mettre dans un même estomac des choses à qui la nature a donné des logements si différents, les maladies l'ont attaqué en foule et les déréglements de son esprit ont causé les désordres de son corps : la goutte a piqué ses nerfs (1), la pierre s'est formée dans ses reins, les vents ont fait mille ravages dans ses intestins... »

Résumons tout cela en un bon principe physiologique et disons, avec Hoffman : « Il n'y a pas de moyen plus efficace pour prolonger sa vie et conserver sa santé que la modération dans l'usage des aliments (2). »

*
* *

L'IVROGNERIE. — L'âne, animal stupide, ne boit que lorsqu'il a soif; l'homme, brute intelligente, boit sans que le besoin l'en convie. C'est à cette supériorité du bimane qui parle sur le quadrupède qui brait que nous devons la passion appelée *ivrognerie*.

L'ivrognerie a, comme sa sœur la gourmandise, des amants grossiers et des amants délicats. Coupeau, de l'*Assommoir* représente les uns; l'auteur de *Rolla* a personnifié les autres. Les premiers se soulent de gros bleu ou d'eau-de-vie, chez le mastroquet du coin; les seconds se grisent de champagne ou de chartreuse dans un cabaret à la mode. Les riches qui abusent des grands crus, le soir, ressemblent aux pauvres diables qui absorbent des petits-verres, le matin en se levant, pour *tuer le ver*. Cette habitude laisse la vermine parfaitement indifférente, mais fournit aux médecins de nombreux clients qui, ayant commencé généralement

1. La goutte et les phlegmasies aiguës du tube intestinal ne sont, la plupart du temps, que les tristes fruits de l'intempérance (Descuret).

2. F. Hoffman, *Fundamenta physiologiæ*, Halae, 1746.

par besoin, continuent par plaisir et finissent par manie irrésistible.

Lorsqu'au point du jour le clairon réveille les soldats d'un camp et sonne l'appel aux armes, tous mettent sac au dos et vont se ranger en ordre de bataille, nul ne songe au déjeûner ; une accolade au bidon du tafia suffit pour donner à chaque homme la chaleur qui fait les braves.

Quand le Limousin, armé de sa pioche, est pressé d'arriver à son chantier par un froid glacial, et qu'il n'a pas le temps de manger sa soupe, il entre chez le marchand de vin et prend un cognac de trois sous : il trouve dans son verre de quoi remplacer le bouillon et le pain de son écuelle.

Au moment de partir pour la chasse, le citadin, qui est habitué à dormir la grasse matinée, se réveille tout de bon et se donne une énergie inaccoutumée en avalant un doigt de fine-champagne.

Ces trois buveurs, le démolisseur d'hommes, le démolisseur de maisons, le démolisseur de bêtes poilues ou emplumées, n'ont rien fait de répréhensible au point de vue de l'hygiène, s'ils ne recommencent pas le lendemain leur déjeûner liquide de la veille. L'alcool est un aliment respiratoire à action aussi prompte que sûre ; il est éminemment propre à entretenir la chaleur animale ; ceux qui lui ont demandé de suppléer, pour un instant, les matériaux nutritifs solides absents, ont agi comme le paralytique, qui, faute de bonnes jambes, marche sur des béquilles ; mais il leur est recommandé de ne pas continuer longtemps ce mode de nutrition factice.

On ne se bat pas tous les jours ; on n'est pas en retard tous les matins pour se rendre à l'ouvrage, la chasse n'est pas permise en tout temps; rien n'oblige à saluer chaque soleil par une libation alcoolique.

Malheureusement, l'alcool a des charmes qui séduisent les soldats, les ouvriers, les chasseurs et les autres hommes, les sauvages compris.

« L'alcool, dit Brillat-Savarin, est le monarque des liquides; il porte au dernier degré l'excitation palatale. » Ceux qui en ont goûté veulent y revenir. Les individus prudents se contentent d'un petit verre de loin en loin; les gens irréfléchis, les routiniers, les faibles d'esprit s'enrôlent dans la bande des buveurs de gouttes.

Avec Raspail, nous avons dit (1), en étudiant les compléments d'un bon repas, ce qu'on peut attendre d'une larme de cognac prise à propos au moment de la digestion; en ce moment, nous devons nous borner à esquisser le triste tableau des désordres engendrés par l'ingestion, dans l'estomac vide, des liquides qu'on appelle: cognac, rhum, trois-six, fil-en-quatre, tafia, kirsch, genièvre, kummel, slibowitza, rack, criq, tord-boyaux et d'autres noms encore.

Quand l'alcool arrive dans un estomac vide, il agit chimiquement sur ses parois. Il crispe ses tuniques, ratatine la muqueuse et prédispose aux indurations et aux cancers de cette région. « Une portion, dit Lallemand, se convertit en acide acétique sous l'action du suc gastrique et en présence du mucus qui joue le rôle d'un ferment. »

Michel Lévy (2) nous apprend que les gens qui ont

1. F. Bremond, *Hygiène usuelle*, 1884.

2. Michel Lévy, *Traité d'hygiène*, 6e édition, 1879.

l'habitude de boire de l'eau-de vie à jeun sont voués presque inévitablement aux phlegmasies chroniques de l'estomac et du foie, ainsi qu'aux altérations organiques qui en sont la suite; les organes digestifs finissent par exiger des quantités croissantes d'alcool pour l'accomplissement de leurs fonctions; celles-ci ne tardent pas à se troubler, l'appétit s'éteint; la dyspepsie, la flatulence, des douleurs gastralgiques, des vomissements nerveux surviennent; — le buveur ne mange plus, ne peut plus manger.

Une pareille perturbation dans la digestion, fonction vitale réparatrice par excellence, entraîne fatalement d'autres désordres.

Bouchardat a démontré que l'alcool introduit dans la masse du sang détourne à son profit l'action comburante de l'oxygène apporté par la respiration, de façon à laisser au sang artériel la coloration noire du sang veineux. Orfila a fait voir que la présence de l'alcool dans le liquide nourricier le rend mou et gélatineux, en coagulant presque l'albumine, la fibrine, l'hématosine et les matières grasses de la chair coulante. Sandras a noté la fréquence et la courte durée des mouvements d'inspiration chez les individus grands buveurs de spiritueux. Bocker a dit : « L'alcool soutient sans nourrir. » Le baron Liebig, raisonnant comme un physiologiste doublé d'un financier, a fait cette comparaison ingénieuse : « par son action sur les nerfs, l'eau-de-vie est comme une lettre de change tirée sur la santé de l'ouvrier, et qu'il lui faut toujours renouveler faute de ressources pour l'acquitter ; il consomme ainsi son capital au lieu des intérêts, et de là, inévitablement la banqueroute de son corps. »

Enfin tous les médecins connaissent le dévoiement des ivrognes, leur maigreur, leur tremblement, et, ce qui est plus affreux, l'état moral, dont la lecture de « l'*Assommoir* » a vulgarisé le tableau (1).

Un chiffre pour finir.

Les Allemands sont grands buveurs de gouttes : il meurt en Allemagne, chaque année, quarante-cinq mille hommes d'alcoolisme.

Français, ne permettons pas que les faiseurs de statistique puissent nous inscrire, en gros caractères, sur un nécrologe qu'il convient de laisser à messieurs les Prussiens.

1. Le secrétaire de la Société d'économie populaire M. Coste, a publié sur *l'alcoolisme et l'épargne* un excellent petit livre, dans lequel les effets moraux de l'ivrognerie sont admirablement indiqués en ces termes : « Si l'ivresse n'est pas violente, elle est triste. Les sens de l'homme, ces fenêtres ouvertes sur le monde joyeux, se ferment ou s'obscurcissent sous l'action progressive du poison alcoolique. L'ivrogne, dont l'imagination s'était d'abord allumée comme pour une fête intérieure, voit disparaître peu à peu les lueurs de ses sens et de son esprit ; tous les flambeaux de sa joie passagère s'éteignent successivement et, dans la nuit de son cerveau, il se retrouve face à face avec ses préoccupations habituelles. Les soucis de son existence, les amertumes de sa vie lui reviennent à l'état d'obsessions pesantes, sans qu'il puisse y opposer aucune diversion consolante, sans qu'il parvienne à réagir contre un chagrin aussi confus qu'accablant ; il geint, il pleure, la pensée du suicide le hante quelquefois. Alors, comme il avait bu tout à l'heure pour augmenter sa joie, il boit maintenant pour échapper à sa tristesse, et il y échappe, en effet, par la paralysie qui survient à la fin. »

***

L'ALCOOLISME ET LA LÉGISLATION. — Il existe en France une loi pénale contre l'ivresse publique. Je la crois excellente pour modérer les progrès de l'alcoolisme, mais j'en voudrais une meilleure pour prévenir le mal dans sa racine. D'où l'adjectif « radical » que j'accepte d'avance pour ma proposition, dont voici les bases.

Depuis que le phylloxera ravage nos vignobles, la consommation de l'alcool a augmenté en France, en même temps que s'élevait le prix du vin. Les médecins doivent, comme les économistes, conclure de cette coïncidence que le plus sûr moyen de s'opposer aux progrès de l'alcoolisme, c'est de rendre au peuple le bon vin naturel à bon marché, la petite bière honnête, le cidre pur.

Vins de raisin, vins d'orge, vins de pomme, boissons réconfortantes du prolétaire, allez tout droit de la cave du producteur paysan au logis du consommateur ouvrier ; que le fisc ne vous impose plus la vieille route « indirecte » — passant sur trop de ponts à péage — et nous verrons un peu moins d'alcooliques dans nos hôpitaux.

Qu'on ne me traite pas d'utopiste, lorsque je demande la suppression absolue des impôts frappant les boissons ordinaires, car rien ne serait plus facile que de la réaliser, sans troubler l'équilibre du budget national. Il suffirait de reporter sur les boissons de luxe les charges qui pèsent uniquement sur les autres.

Que nos législateurs imposent les grands crus renommés, proportionnellement à leur gloire, et à la richesse de ceux qui les boivent ; que nos députés et nos sénateurs, tous socialistes sur le papier, s'entendent pour doubler les droits du vermouth, tripler ceux du bitter, quadrupler ceux de l'absinthe, quintupler, décupler, centupler s'il le faut, ceux de l'alcool. Les multiplicandes étant connus, le multiplicateur serait vite trouvé ; le tableau authentique ci-dessous est propre à fournir les données du problème.

---

## CONSOMMATION COMPARATIVE

| DÉPARTEMENTS | PRORATA PAR TÊTE | | | |
|---|---|---|---|---|
| | vin. | bière. | cidre. | alcool |
| | hect. | hect. | hect | litres. |
| NORD | | | | |
| Seine | 2 08 | 0 03 | 0 16 | 6 6 |
| Seine-Inférieure | 0 24 | 0 05 | 0 66 | 13 4 |
| Seine-et-Oise | 1 22 | 0 05 | 0 22 | 6 7 |
| Nord | 0 10 | 2 48 | 0 01 | 4 6 |
| Oise | 0 44 | 0 11 | 0 34 | 8 1 |
| Pas-de-Calais | 0 09 | 1 61 | 0 02 | 7 7 |
| Somme | 0 14 | 0 52 | 0 10 | 9 8 |
| Aisne | 0 43 | 0 78 | 0 28 | 8 5 |
| Ardennes | 0 28 | 1 72 | 0 15 | 5 5 |
| Calvados | 0 10 | 0 01 | 1 22 | 8 7 |
| Côtes-du-Nord | 0 06 | 0 01 | 1 05 | 3 4 |
| Finistère | 0 18 | 0 04 | 0 20 | 5 7 |
| Eure | 0 17 | 0 04 | 0 50 | 8 4 |
| Ille-et-Vilaine | 0 10 | 0 05 | 1 86 | 4 5 |
| Manche | 0 06 | 0 01 | 1 20 | 6 6 |
| MIDI | | | | |
| Rhône | 1 54 | 0 10 | » | 3 7 |
| Bouches-du-Rhône | 1 44 | 0 08 | » | 4 1 |
| Gironde | 1 78 | 0 03 | » | 3 1 |
| Haute-Garonne | 1 05 | 0 06 | » | 4 6 |
| Hérault | 1 77 | 0 05 | » | 2 1 |
| Charente-Inférieure | 0 63 | 0 03 | » | 1 5 |
| Charente | 0 60 | 0 07 | » | 1 4 |
| Vaucluse | 0 48 | 0 06 | » | 2 1 |
| Lot-et-Garonne | 0 67 | 0 10 | » | 1 4 |
| Gard | 1 50 | 0 05 | » | 1 9 |
| Drôme | 0 50 | 0 01 | » | 2 3 |
| Pyrénées-Orientales | 0 74 | 0 02 | » | 3 0 |

Un simple coup d'œil sur ces chiffres fait voir où sont les forts contingents d'alcooliques. Donnez aux départements qui les fournissent, du vin, du cidre ou de la bière à bon marché, et les boissons saines vaincront l'alcool toxique, dont le prix ne sera jamais trop élevé.

*
* *

LES FEMMES IVROGNES. — Les passions ne sont pas l'apanage du sexe fort; il existe des femmes ivrognes: Leur gourmandise pour les liquides alcooliques a des inconvénients spéciaux, que je ne dois pas oublier de noter.

L'abus des boissons fermentées éteint, chez beaucoup d'hommes, la puissance fécondante : le même abus empêche chez la plupart des femmes, l'aptitude à la fécondation : C'est pour cela que les ménages de buveurs sont généralement stériles. Mais il suffit que la femme pèche, pour que la famille soit en péril. L'intoxication alcoolique de l'épouse s'oppose à la venue des enfants; les habitudes intempérantes de la nourrice causent la maladie et même la mort des nourrissons; les recueils médicaux sont pleins d'observations qui le prouvent.

En voici quelques exemples typiques :

Une servante de brasserie, vigoureuse et bien constituée, mais habituée à boire en compagnie des clients, se marie avec un jeune veuf, déjà père de deux beaux enfants. Trois fois elle devient enceinte, après être allée vivre à la campagne; trois fois elle avorte.

Une jeune femme, qui boit de l'absinthe deux fois par jour, met au monde un enfant vigoureux et l'allaite. Il est pris de convulsions répétées à la fin du premier mois ; il vomit fréquemment, surtout lorsqu'il vient de téter, il tressaute aussitôt qu'on l'approche. Au quatrième mois, l'amaigrissement, la diarrhée, les vomissements fréquents sont tels, qu'il faut supprimer l'allaitement naturel, le biberon est adopté. Malgré l'usage de cet outil, qui tue tant de bébés, les convulsions cessent, la santé revient et l'enfant se met à engraisser.

Une nourrice de Passy fait un excès alcoolique et donne à téter à l'enfant qui lui est confié. Le lendemain, le nourrisson est emporté par une congestion cérébrale (1).

*Conclusion.* — Pour la femme, plus encore que pour l'homme, l'ivrognerie, que Senèque nommait « une folie volontaire » et que Lancereaux définit « l'une des causes perturbatrices les plus puissantes de la vie morale et intellectuelle », est une aberration terrible. L'ivresse du mâle annihile sa volonté et le réduit à l'état de brute ; l'ivresse de la femelle la conduit plus bas encore, puisqu'elle lui fait perdre un instinct que rien n'abolit chez les brutes, le soin de ses petits.

*
* *

LES GOURMANDISES DIVERSES. — La passion nommée « gourmandise » ne s'exerce pas seulement sur le boire et le manger. La sensualité et le climat font souvent le gourmand de l'assiette ; l'imitation, les revers

1. Voy. Valleix, *Guide du médecin praticien*, tome II.

de fortune, la paresse font généralement le gourmand du verre : la civilisation fait d'autres gourmands, qui paraîtraient étranges s'ils n'étaient si communs : les gourmands du tabac, de l'opium, des parfums, etc.

Le tabac. — Pour ne pas prolonger ce chapitre outre mesure, je ne parlerai que du tabac.

« Il est fâcheux, dit Barbaste, que les besoins augmentent avec le savoir, et que l'on voie, au sein même de la civilisation, les besoins factices devenir plus nombreux que les besoins naturels (1) ».

De tous ces besoins factices, le plus impérieux, à mon avis, est celui que crée l'usage du tabac, soit qu'on le fume, soit qu'on le prise ou qu'on en use autrement. Une pipe peut causer un coup de grisou ; une prise peut faire d'un prêtre fervent un schismatique ; une chique peut arracher des larmes à un loup de mer, impassible devant la tempête.

Le 30 décembre 1882, un grand journal disait : les mineurs anglais ne veulent pas se soumettre aux règlements sur la sécurité des galeries, ils préfèrent fumer, au risque de sauter dans les mines.

Le pape Urbain VIII, mort en 1644, dut excommunier plusieurs ecclésiastiques qui avaient enfreint sa défense de prendre du tabac dans l'église (2).

1. Barbaste, *De l'homicide.*

2. L'herbe à Nicot a, plus d'une fois, passionné le clergé, ainsi qu'en témoigne cet extrait des *conférences ecclésiasti-*

A bord de l'*Antigone*, le Dr Forget fit pleurer un mate-

*ques* du diocèse d'Angers, sur le sacrement de l'Eucharistie, publiées en 1716 :

« Il y a des docteurs qui disent qu'il n'est pas permis de prendre du tabac avant que de dire la messe ou de communier, tant parce qu'il y a lieu de craindre qu'en prenant du tabac on ne rompe le jeûne naturel, que parce qu'il y a une grande indécence et un manque de respect pour l'Eucharistie. Il faut distinguer entre prendre du tabac par le nez, et entre mâcher du tabac en feuilles ou le prendre en fumée. Nous estimons que le tabac en poudre ou en feuilles qu'on prend par le nez ne rompt point le jeûne naturel, car il ne descend pas dans l'estomac, et il ne paraît pas y avoir de l'indécence ou de l'irrévérence à en prendre avant que de célébrer la messe ou de communier ; il est donc permis de célébrer et de communier après en avoir pris.

« Quant au tabac que l'on prend par la bouche, en machicature ou en fumée, nous croyons avec Paul Zacchias, scavant, médecin de Rome, avec Sylvius et plusieurs auteurs cités par Diana, que quand on en avale quelque peu de suc ou de la fumée, le jeûne naturel est rompu. Ainsi on doit s'abstenir ce jour-là de célébrer la messe et de communier. Quand même il serait vrai, comme le prétendent quelques auteurs rapportés par Diana au même endroit, que le jeûne naturel ne serait pas rompu si par hasard on avait avalé un peu de suc du tabac avec la salive, ou un peu de fumée, ou si l'on n'avait point du tout avalé ni suc ni fumée, il y a toujours de l'indécence et de l'irrévérence à mâcher du tabac et à en prendre en fumée, avant que de célébrer ou de communier; c'est pourquoi on doit conseiller de s'en abstenir avant que d'approcher de l'autel ou de la sainte table. Aussi le troisième Concile de Lima et le troisième de Mexico ont fait défense aux prêtres de prendre sur la bouche, en quelque manière que ce soit, du tabac avant que de célébrer la messe. »

lot réduit à chiquer de l'étoupe, en lui donnant une pincée de tabac (1).

Cela prouve, une fois de plus, que la passion du tabac est, comme les autres passions, un besoin factice qui commence par nous séduire et finit par nous tyranniser. Descuret dit à ce propos : « La fréquente réitération des mêmes actes ne tarde pas à produire l'habitude, qui n'est autre chose que le dernier degré de la tyrannie du besoin, puisqu'alors la passion se satisfait sans combat, presque sans remords et pour ainsi dire machinalement ».

D'après Dechambre, les gros consommateurs de tabac et les buveurs sont des luxurieux :

« L'usage effréné des alcooliques ou du tabac n'aiguise pas le sens du goût, mais plutôt il le pervertit et l'éteint. Un ivrogne, un fumeur ou un chiqueur fieffés ne distinguent plus la qualité de ce qu'ils consomment, si même ils ne préfèrent pas les qualités inférieures, qui faussent le goût, aux qualités fines, qui en flattent la délicatesse. Mais, en réalité, la passion ne réside pas dans le sens du goût ; elle n'est que le besoin excessif et maladif de la sensation, quelque chose d'intermédiaire entre la faim, besoin purement physiologique, auquel suffit la satisfaction matérielle, et la luxure, qui implique la satisfaction d'une volupté. »

Que la théorie de Dechambre soit bien juste, cela pourrait se discuter ; ce qui est hors de discussion c'est que gourmandise et luxure se tiennent. Nous en avons la preuve en une longue série de proverbes, commençant par le classique

1. Voy. Bremond, *Hygiène usuelle.*

« *Sine Baccho friget Venus* (1). »

et finissant par le populaire

« Vive le vin, l'amour et le tabac
Voilà le refrain du bivouac (2). »

Entre les deux, nous trouvons :

« Après bon vin, bon roussin (3) »

et

« De la panse vient la danse (4) »

adages badins exprimant tous la même idée grave : la continence des gourmands est difficile, l'intempérance est la mère de la débauche.

***

LA GOURMANDISE CURATIVE. — Ceux qui affirment que toutes les passions peuvent devenir utiles en certaines circonstances n'ont qu'à dire ceci, à propos de la gourmandise : les anciens médecins conseillaient d'enduire de miel le bord de la coupe contenant des breuvages amers ; les docteurs modernes, admirablement aidés par des pharmaciens confiseurs, administrent les drogues les plus amères en dragées et en pralines ; la vieille médecine comme la nouvelle met à profit la gourmandise, fait-elle bien ?

1. Térence, *l'Eunuque*.
2. Scribe, *le Châlet*.
3. François d'Amboise, les *Napolitaines*.
4. Voy. Bremond, *Rabelais médecin*, n. 116, 242, etc.

Nous répondons oui et nous sommes heureux d'avoir à répondre ainsi. Ce n'est pas seulement aux chirurgiens, que la faculté recommande d'agir *cito, tuto et jucunde;* les médecins en sont. *Cito* veut dire « vite », et, avant d'intervenir, nous sommes souvent obligés d'attendre ; *tuto* signifie « sans inquiétude », et en plus d'un cas, nous restons inquiets ; *jucunde* se traduit par « agréablement », toujours nous pouvons être agréables à ceux qui souffrent, nous serions inhumains si nous venions à l'oublier.

La gourmandise peut-elle nous rendre d'autres services? — Je ne le crois pas, malgré l'opinion contraire de Zimmermann (1).

Je n'ignore pas que la médecine légale pourrait, parfois, trouver des éléments d'information sérieux, dans l'état stupidement sentimental qui délie la langue des buveurs, mais cette vérité, sortie du vin, me semble trop malpropre. A simple titre de curiosité, je rappelle que certains médecins militaires ont eu recours à l'ivresse, pour démasquer la fraude de faux bègues (2). Malgré la vileté des couards sur lesquels l'ex-

1. « L'intempérance a quelquefois des avantages ; parce que le corps souffre moins des effets variés de diverses causes, que ceux d'une cause qui agit seule continuellement. Il est malsain d'être toujours sobre, car on succombe nécessairement au moindre changement d'un genre de vie trop uniforme. Horace disait qu'il était doux d'être fou dans l'occasion : je ne puis blâmer sa maxime, quand l'occasion n'est pas trop fréquente, et qu'on l'est agréablement. » Zimmermann, *De l'expérience*

2. Dans le balbutiement, il n'est pas rare de trouver des

périence a été faite, il me paraît décent de ne pas songer à la renouveler.

obstacles dans les lèvres et la langue, dans les mâchoires, et dans les dents. Les lettres R. Z. X. C. G. F. peuvent être prononcées moins péniblement par celui qui balbutie, que par celui qui bégaie. Celui qui balbutie parle mieux, quand il veut se gêner, il n'a pas tant d'angoisse, et ne lutte pas tant avec sa respiration que le bègue. Le simulateur n'est pas constant; tantôt il balbutie, tantôt il bégaie. Dr Derblich. *Maladies simulées dans l'armée*, 1883.

---

# CHAPITRE VII

## LA COLÈRE.

La colère, dont trop de religions ont fait un attribut divin, blessant pour la Divinité, est un sentiment humain essentiellement mauvais. L'erreur du paganisme, représentant la foudre comme l'arme favorite de Jupin irrité, se retrouve chez nos prêtres, lorsqu'ils font chanter aux fidèles, sur un air d'enterrement : « Seigneur, ne me prenez pas dans votre fureur, ne me châtiez pas dans votre colère » (1).

Vengeance n'est pas synonyme de justice : le juge punit, il ne se venge pas, le juge divin moins que les autres. Si vous faites de Dieu la souveraine justice, vous devez en faire la souveraine bonté. Je suis de l'avis de Béranger :

« ... mon Dieu n'est point colère :
S'il créa tout, à tout il sert d'appui » (2).

Mais laissons ces théories — ce sont matières de bréviaire — et ne perdons pas de vue notre programme médical.

Sans être médecin, Senèque a pathologiquement dé-

1. *Domine, ne in tuo furore arguas me, neque in ira tua corripias me.* Paroissien romain, psaumes de la pénitence, 6.
2. Béranger, *le Dieu des bonnes gens.*

fini la colère lorsqu'il l'a appelée « une folie passagère (1) ; » le chancelier Bacon la considérait comme une passion basse dénotant la faiblesse.

« C'est de quoi l'on peut se convaincre, disait-il en considérant que les êtres les plus colériques sont les femmes, les enfants, les malades et les vieillards. » Notre vieux Charron exprimait plus énergiquement une pensée analogue en écrivant : « C'est lâcheté et faiblesse que de se colérer. »

Si la colère est une maladie (2), il ne suffit pas de la définir : le chapitre consacré à ce mal doit parler de son siège, de ses causes, de ses symptômes, de sa terminaison et de son traitement.

Du siège il n'y a pas grand'chose à dire, si ce n'est que les anciens le mettaient dans le nez, d'où est peut-être venue l'expression « la moutarde me monte au nez » et que Bichat le plaçait dans le foie, d'où la formule plus moderne « je me fais beaucoup de bile ». Flourens proteste avec raison contre cette façon de voir (3), mais il ne fait malheureusement pas une

1. « La colère est un délire aigu et la haine une affection chronique. (Descuret).

2. « A toutes les époques de la science, les physiologistes ont considéré les passions, comme de véritables maladies. Dans toutes les passions en effet, l'harmonie des actes vitaux a cessé d'exister. » Reveillé-Parise, *Hygiène de l'esprit, physiologie et hygiène des hommes livrés aux travaux intellectuels*. Paris, 1881.

3. On est étonné que, dis-je, étonné, on est confondu de voir un homme d'un esprit aussi judicieux que Bichat, placer la peur dans l'estomac, la colère dans le foie... Flourens *Vie et intelligence*.

grande lumière sur ce point obscur de la pathologie.

*
* *

Les causes de la colère sont mieux connues.

Si j'avais à les énumérer en moraliste, je dirais que les mobiles de cette passion sont tantôt graves et tantôt futiles, généralement honteux et parfois excusables ; en médecin, je suis obligé de dire que la colère est un effet presque constant de certaines incommodités physiques. Le mot *hargneux* en est la preuve. Si nous avons *boîteux* pour désigner l'homme qui boîte, *galeux* pour qualifier celui qui a la gale, *fiévreux* pour indiquer celui que tourmente la fièvre, nous ne disposons d'aucun adjectif qualificatif pour le porteur de hernie. La vieille langue française avait *hargneux*, car la *hernie* se nommait *hargne*. Ouvrez le livre d'Ambroise Paré, au chapitre des tumeurs, vous y verrez :

« Des hargnes ou greveures, qui sont tumeurs aux aînes et aux bourses des testicules. Ce mot de hargne a esté donné à ceste maladie, parce que ceux qui en sont vexez (pour la douleur qu'ils sentent) coustumièrement sont hargneux, c'est-à-dire, mal-plaisans et criards, principalement les petits enfans » (1).

Si la hernie rend hargneux, c'est-à-dire insociable et d'humeur chagrine, les autres infirmités en font autant. Leur action est plus ou moins visible, selon que le sujet affecté est plus ou moins philosophe, mais, au fond, tous en souffrent.

Les maladies des voies urinaires, plus particulière-

1. Ambroise Paré. *Œuvres complètes*. Edition Malgaigne. Paris, 1840.

ment, amènent souvent la misanthropie ; la goutte engendre fréquemment la mauvaise humeur (1) ; les maladies chroniques, quelles qu'elles soient, rendent le caractère irascible.

Les femmes, qui sont malades douze fois par an, ont douze fois par an au moins, l'occasion de se montrer irritables : dans ces périodes physiologiques, il faut — plus qu'en d'autres moments — avoir pour elles beaucoup de douceur : c'est le moyen de s'éviter beaucoup d'ennuis, en leur évitant beaucoup de sottises. Il est bon, en effet, sans être médecin, de songer prudemment à ménager les dames qui ont « leurs lunes. »

Si, comme le dit Spurzheim, la colère est involontaire (2), c'est surtout à l'époque de la menstruation.

*
* *

Les symptômes de la colère sont multiples.

L'un d'eux pourrait être indiqué par le thermomètre. Longet l'affirme lorsqu'il dit : « Les passions, les émotions morales élèvent ou abaissent la température, suivant qu'elles exercent sur le cours du sang et les mouvements respiratoires une action stimulante ou dépressive. La chaleur augmente par l'effet de la colère et de

1. L'irritabilité du caractère est proverbiale chez les goutteux, et les accès de colère paraissent quelquefois se substituer à une attaque régulière. S. Dyce Duckworth. *Traité de la goutte*.

2. La colère est involontaire, mais je ne suis pas forcé de battre ou de maltraiter ceux qui m'ont fâché, parce que ma volonté a de l'influence sur les bras et sur les pieds. Si cette influence est perdue, l'homme n'est plus libre (Spurzheim).

toutes les passions excitantes. Martin a vu la température monter de 35°,5 à 37°,5, dans un violent accès de colère (1).

Un autre symptôme de la colère éclate aux yeux, c'est la coloration de la face, avec ses caractères spéciaux, auxquels nul physionomiste ne saurait se méprendre. C'est ainsi, dit Descuret, qu'on distingue facilement la rougeur de la colère de celle de la pudeur. La première déterminée par la stase du sang, effet immédiat de la gêne de la respiration, présente une teinte sombre et livide ; tandis que la seconde, par suite de l'augmentation légère des mouvements du cœur, revêt une couleur brillante et vermeille (2).

L'oreille perçoit un autre symptôme de la colère. L'homme qui est affecté de cette passion, crie, se démène, gesticule, fait du bruit et brise tout, à moins qu'il ne tombe dans un état de prostration douloureuse pire que l'emportement. Le Dr Brochin a noté cette anomalie en ces termes : « La colère, dit-il, ne se traduit pas toujours par l'état d'animation, de turgescence de la face et de toute la surface cutanée, par la violence du geste et l'exubérance de forces dont on a fait le signe le plus commun. En opposition à cette colère « rouge, » il faut placer la colère « blanche, » c'est-a-dire la colère concentrée, avec pâleur de la face, contraction des traits, tremblement des membres, tous phénomènes semblant indiquer un état particu-

1. F. A. Longet, *Physiologie*, 1861.

2. La rougeur produite par la colère commence par les yeux, celle de l'amour par le front, celle de la honte par les joues et les extrémités des oreilles (Lachambre).

lier d'angoisse, mêlée de crainte et d'un caractère dépressif (1). »

Cette colère froide est généralement plus terrible que l'autre, parce qu'elle n'éclate que chez des sujets placides d'ordinaire ; elle justifie le proverbe « rien n'est plus dangereux qu'un mouton enragé. »

L'état du pouls donne, le plus souvent, des signes caractéristiques : le cœur bat plus vite, le sang circule impétueusement, il se fait jusqu'à 140 pulsations et plus dans une minute. « Il survient parfois, dit Zimmermann, de violentes hémorrhagies (2). »

Des femmes qui avaient leurs règles dans ces circonstances les ont vues couler par les mamelles. Ces hémorrhagies se manifestent aussi par des extravasations sous-cutanées, qui forment des taches rouges, brunes, d'où il a pu résulter la gangrène, et une noirceur depuis le pied jusqu'au genou.

Du côté des muscles, la colère produit tantôt des contractions douloureuses, tantôt un relâchement tel que les sphincters impuissants laissent s'échapper les matières excrémentielles, dont ils ferment les réservoirs naturels à l'état normal.

Les accès de colère répétés produisent un effet indirect que je signale au beau sexe, après Feuchtersleben. Cet hygiéniste de l'âme n'avait pas dédaigné de remarquer ce détail corporel : les gens d'un tempérament passionné ont, dans leur vieillesse, beaucoup plus de rides au front que les gens calmes. Cela proviendrait de ce qu'ils ont bien plus souvent contracté les muscles

1. Brochin, *Dict. encycl. des sciences médicales.*
2. Zimmermann, *De l'expérience.*

de la face et de ce que les plis formés par ces mouvements ne peuvent plus disparaître.

Si vous voulez la symptomatologie de la colère d'après un auteur pieux, voici celle du R. P. Senault·

« En peu d'heures elle fait bien des ravages : Car, outre qu'elle trouble l'esprit de l'homme, qu'elle altère sa couleur, qu'elle semble se jouer de son sang, que tantôt elle se retire auprès du cœur, tantôt elle se rejette sur le visage, qu'elle allume des flammes dans les yeux, qu'elle met des menaces en la bouche, et qu'elle arme les mains de tout ce qu'elle rencontre, elle produit des effets plus étranges dans le monde. Elle en a mille fois changé la face (1). »

Point n'est besoin de transition pour passer de l'examen des symptômes à l'étude des terminaisons, les deux choses se tiennent.

« On a vu, dit Zimmermann, une apoplexie suivre immédiatement les mouvements violents de la colère, qui avaient fait rompre quelque vaisseau dans le cerveau.

« Quelquefois le sang reste tout à coup au centre du corps; le visage pâlit, la voix s'affaiblit ou se perd ; l'on est tout tremblant, sans même pouvoir se soutenir; on étouffe, on tombe en une défaillance qui va quelquefois jusqu'à mourir (2). »

Les livres sont pleins d'histoires de mort subite survenue dans ces conditions. De nombreux exemples en ont été rapportés par les médecins moralistes. Dio-

1. Senault, *loc. cit.*

2. Zimmermann, *De l'expérience*.

dore (1), Sylla, Valentinien, Nerva, Attila, Venceslas, Isabeau de Bavière, etc., (2) figurent sur toutes leurs listes. Je crois devoir faire observer en passant que lesdites listes n'ont pas l'authenticité d'un acte notarié.

*Ab uno disce omnes*, en ce qui concerne le malheureux Sylla, que Descuret fait mourir de colère, d'autres l'ont fait tuer par les poux : Ambroise Paré (3), Montaigne (4) et Moquin-Tandon (5) en témoignent.

1. Le professeur Diodore mourut de colère pour n'avoir pu résoudre sur-le-champ un problème facile que lui posait Stilbon. Pline, *Histoire naturelle*.

2. Sylla, Valentinien, Nerva, Venceslas, Isabeau de Bavière moururent à la suite d'un accès de colère. Descuret, *Médecine des passions*.

Les exemples de gens morts sur-le-champ par l'effet des passions fortes ne sont pas rares... les empereurs Nerva et Valentinien périrent dans des accès de colère. Venceslas, roi de Bohême, eut le même sort. Tissot, *Essai sur les maladies des gens du monde*.

3. « Il ne faut négliger ceste maladie (pédiculaire), car plusieurs personnes en ont esté travaillées et en ont perdu la vie, comme Hérode, roy de Judée, Sylla, dictateur de Rome. » A Paré, *de la petite vérole*, in *Œuvres complètes*, édition Malgaigne, Paris, 1840.

4. Les pouils sont suffisants pour faire vacquer la dictature, de Sylla, Montaigne *essais*.

5. On a parlé de cas de mort par phthiriase. M. Rayer regarde ces cas comme apocryphes. Cependant, si l'on en croyait les anciens auteurs, le roi Antiochus, le dictateur Sylla, Agrippa, Valère Maxime, le cardinal Duprat... auraient été atteints de la maladie pédiculaire et auraient succombé. Moquin-Tandon, *Zoologie médicale*, 2e édition, Paris, 1862.

Voici donc des faits plus modernes, et partant, d'une vérification relativement plus commode.

J'ai vu, dit Buchan, une femme hystérique mourir dans un violent accès de colère.

Le Dr Ollivier d'Angers a publié une observation de mort subite survenue chez un cordonnier à la suite d'une altercation. Cherchant à dissimuler l'émotion violente qu'il venait d'éprouver après une injure grave, l'insulté se rendit à sa demeure, distante d'environ cent cinquante pas; à peine arrivé à sa porte, il tomba la face contre terre et mourut.

Au mois de novembre 1880, un marchand de reconnaissances du Mont-de-piété se mit dans une colère terrible, en apprenant qu'il était volé par son beau-frère et sa maîtresse : On le vit chanceler et rouler sur le parquet en présence des voleurs. Quand on le releva, il était mort.

Au mois de janvier 1881, un ouvrier fumiste, se trouvant chez un marchand de vin de la route de la Révolte, offrait de parier qu'il avalerait un litre d'eau-de-vie d'un seul trait. Le patron de l'établissement s'opposant à ce pari stupide, le parieur contrarié voulut se précipiter sur lui; mais il resta immobile, la bouche ouverte, le poing levé, puis il tomba lourdement sur le sol. Il était mort de colère.

On cite aussi le cas d'un brave homme, aussi fier que colérique, qui mourut subitement en rencontrant un créancier qu'il ne pouvait payer.

La mort, heureusement, n'est pas la seule terminaison de la colère. L'ictère se montre assez souvent à la suite des accès : « On a vu, dit Valleix (1), des sujets

1. Valleix, *Guide du médecin praticien*. 5e édit. Paris, 1866.

présenter une jaunisse intense immédiatement après un accès de colère, quoique auparavant ils fussent dans un parfait état de santé. » Des faits semblables ont été observés par Frerichs (1), Piorry, Bouillaud, Brochin, etc.

Parfois la colère se termine par un violent accès d'asthme; Hoffman en a cité plusieurs exemples.

On a encore vu la colère engendrer quelquefois l'épilepsie et plus souvent une fièvre excessive.

Chez les nourrices, la colère peut avoir des effets terribles pour les nourrissons. Descuret dit avoir constaté le décès d'enfants morts de convulsions pour avoir pris le sein de femmes qui s'étaient livrées à la colère; des observations aussi malheureuses ont été publiées par Bichat (2), Muller, Carpenter, Dufrenois (3), Brown-Séquard, etc. (4).

Encore une terminaison fâcheuse à ajouter, pour

1. Frerichs. *Maladies du foie*, 3e édition. Paris, 1877.

2. « La colère de la nourrice imprime à son lait un caractère nuisible d'où naissent souvent diverses maladies pour l'enfant ». Bichat, *La vie et la mort.*

3. Mme A..., demeurant rue du Pont-de-Lodi, allaitait un enfant de six mois, d'une belle constitution et d'une excellente santé, lorsque cet enfant fut pris tout à coup de violentes convulsions, qui l'emportèrent en quelques heures. La mère avait présenté le sein à son nourrisson au sortir d'un furieux accès de colère. Les convulsions étaient survenues deux heures après cet allaitement. Dr Dufrenois, *Journal de méd. et de chir. prat.*, 1833.

4. « Tous les sentiments violents ont une influence néfaste sur le corps, la colère provoque la fièvre. On a vu plus d'une fois une commotion morale de la mère coûter la vie à l'enfant. » Dr d'Ammon, *le livre d'or de la jeune femme*, 1891.

clore la liste : la colère, comme le dépit et les chagrins domestiques, pousse assez souvent à l'ivrognerie. Cela a été noté par Roesch et Lancereaux, deux maîtres — si j'osais je dirais « deux artistes » — de la pathologie alcoolique.

Le traitement à opposer à la colère est surtout hygiénique. Voici une page de Cabanis, qui en renferme les indications principales : « On sait, dit-il, qu'une bonne éducation physique fortifie le corps, guérit plusieurs maladies, fait acquérir aux organes une plus grande aptitude à exécuter les mouvements commandés par nos besoins. De là, plus de puissance et d'étendue dans les facultés de l'esprit, plus d'équilibre dans les sensations : de là, ces idées plus justes et ces passions plus élevées, qui tiennent au sentiment habituel et à l'exercice régulier d'une plus grande force. Dans l'éducation physique, il faut comprendre sans doute le régime ; et non seulement le régime propre aux enfants, mais encore celui qui convient à toutes les époques de la vie : comme sous le titre d'éducation morale, il faut comprendre également l'ensemble des moyens qui peuvent agir et sur l'esprit et sur le caractère de l'homme, depuis sa naissance jusqu'à sa mort, car, l'homme, environné d'objets qui font sans cesse sur lui de nouvelles impressions, ne discontinue pas un seul instant son éducation.

« Le régime est certainement une partie importante de la science de la vie; et quand on le considère sous le rapport de son influence sur les facultés intellectuelles et sur les passions, on n'est pas étonné du soin particulier qu'y donnaient les anciens; on doit seulement l'être beaucoup de voir combien, dans toutes les institutions modernes, on a négligé cette partie essentielle de toute bonne éducation, et par conséquent aussi de toute sage législation.

« Quoique les médecins aient dit plusieurs choses hasardées touchant l'effet des substances alimentaires sur les organes de la pensée, ou sur les principes physiques de nos penchants, il n'en est pas moins certain que les différentes causes que nous appliquons journellement à nos corps pour en renouveler les mouvements, agissent avec une grande efficacité sur nos dispositions morales. On se rend plus propre aux travaux de l'esprit par certaines précautions de régime, par l'usage ou la suppression de certains aliments. Quelques personnes ont été guéries de violents accès de colère auxquels elles étaient sujettes, par la seule diète pythagorique et, dans le cas même où des délires furieux troublent toutes les facultés de l'âme. l'emploi journalier de certaines nourritures ou de certaines boissons, l'impression d'une certaine température de l'air, l'aspect de certains objets, en un mot un système diététique particulier, suffit souvent pour y ramener le calme, pour faire tout rentrer dans l'ordre primitif. »

Dans ce traitement, on le voit, il n'y a pas grande place pour la pharmacie. Il est juste d'ajouter, cependant, que les individus sujets à se mettre facilement en colère se trouvent bien de quelques doses de bromure, mais ce qui leur convient le mieux c'est l'eau froide, intus et extra. Quelques verres d'eau fraîche bus aux bons moments et des affusions froides fréquentes calment généralement les tempéraments les plus irritables. Joignez-y un travail physique sérieux, allant jusqu'à la fatigue, et vous saurez l'alpha et l'oméga de la thérapeutique à opposer à la colère.

Notez encore que la musique adoucit la fureur, c'est prouvé par la légende du roi Saül et par l'histoire authentique du docteur Mercurin, le médecin musicien des fous de l'asile Saint-Remy, et n'oubliez pas que les mets succulents, les chaudes épices et les vins généreux doivent être exclus du menu des gens sujets aux tourments de la colère (1).

*
* *

La colère des médecins. — Cent fois plus que les autres hommes, les médecins doivent redouter les suites fâcheuses de la violence. Par bonheur, cette passion les épargne généralement. En effet, si le célèbre anatomiste hollandais Graaf succomba aux suites d'un accès de colère, auquel il s'était laissé emporter dans la chaleur de sa dispute avec Swammerdam, qui l'accusait de plagiat, son exemple me semble unique dans l'histoire. La plupart des médecins s'appliquent à être ou à paraître doux et compatissants, suivant en cela le précepte de mon vieil ami Dumont de Monteux. Ce pau-

1. « La nourriture des individus enclins à la *colère* doit être douce, végétale, lactée, entremêlée de viandes blanches et de substances grasses et acidules. Ils devront aussi se priver de vin pur, de liqueurs, de café, de thé », « Descuret ».

vre praticien, regretté de tous ceux qui l'ont connu, disait en effet : « Depuis que l'homme existe et qu'il souffre, le langage de la pitié a été l'une de ses meilleures assistances, et souvent il obtient plus d'adoucissement à ses maux par un coup d'œil, par une pression de mains, par une phrase, par une intervention charitable, que par tous les ingrédients que nous faisons bouillir, filtrer, concasser et moudre (1). » Tant que le monde durera, les choses ne devront pas se passer autrement. Les médecins supporteront toujours la colère des gens qui souffrent, et jamais ils ne s'impatienteront de leur côté, car la colère est la passion dominante des malades, et, les individus les plus doux ont une tendance à devenir violents lorsqu'ils viennent à perdre la santé. Les femmes, plus impressionnables que les hommes, se mettent plus facilement en colère, mais, en général, leur fureur s'éteint rapidement. Lorsqu'elle persiste, elle peut devenir extraordinaire ; dans la jalousie, par exemple, Montaigne dit : « aucune n'est si plénière ni si terrible (2) », et Scarron rime :

« Je ne sçais de pire animal
Qu'une femme qui nous veut mal (3) »

Avec les femmes et avec les hommes malades, comme aussi avec leurs proches irrités, le médecin conservera toujours sa placidité professionnelle. « Un jour, dit Munaret, un père me reprocha, la fureur dans les yeux

1. Dumont de Monteux, *Testament médical.*

2. Montaigne, *Essais.*

3. Scarron, *Virgile travesti.*

et le geste menaçant, d'avoir tué sa fille, qui venait de s'évanouir dans mes bras, après une saignée. J'attendis, pour me justifier, que sa fille ressuscitée lui apprît qu'elle se trouvait mieux, et alors, ce pauvre homme se prit à pleurer comme un enfant, et il m'avoua que si j'avais répliqué un seul mot, *quand il ne sentait plus, il aurait fait un malheur*, ce sont là ses expressions » (1).

La douceur obligée du médecin n'exclut pas la fermeté. Si on a dit du chirurgien « médiocrement sensible, il faut qu'il ait l'oreille dure à la douleur et aux cris du patient (2) », cela doit s'entendre de tous les docteurs sans exception, qu'ils aient ou non à ouvrir leur trousse. Un ton ferme est de mise en présence des malades pusillanimes qui discutent trop longuement l'ordonnance de leur médecin, cependant cette fermeté ne doit pas aller jusqu'à la rudesse, particulièrement chez les enfants.

Un médecin anglais le Dr West, affirme que la lutte avec un bébé pour le contraindre à prendre une médecine lui fait généralement plus de mal que le remède, ainsi administré, ne peut produire de bien ; tous les médecins français sont du même avis.

Un docteur de France, qui ne soigna que des fous — ces hommes enfants — a formulé de sages préceptes qui seront ici fort bien à leur place.

« Plusieurs mélancoliques opposent, dit Calmeil, la résistance la plus obstinée aux efforts de ceux qui cherchent à leur imposer le travail manuel. Lorsqu'on a complètement échoué en insistant par la douceur, les

1. Munaret, *Le médecin de campagne*, 1837.
2. E. Auber, *Traité de la science médicale*, 1853.

promesses, le raisonnement, et les autres voies de persuasion, on ne doit point hésiter à recourir à la menace et à imposer par la rigueur : dans quelques cas, la crainte de la douche, d'un bain d'affusion ou d'un vésicatoire suffit pour déterminer certains lypémaniaques à un commencement d'action ; d'autres se décident à agir après avoir été douchés ou soumis plusieurs fois aux épreuves qui les contrarient et qu'ils regardent comme des châtiments. Beaucoup de malades craignent aussi la douleur qu'on excite par le contact de l'électricité ; on ne doit jamais négliger tous ces moyens d'intimidation, mais à la condition qu'on les maniera avec habileté, qu'on n'en usera jamais durement, et qu'on y renoncera du moment où il paraîtra démontré qu'on n'en peut tirer aucun avantage » (1).

Si nous réprouvons dans la thérapeutique tout ce qui peut, de près ou de loin, ressembler à un acte de colère, à plus forte raison condamnons-nous certaines pratiques brutales dont usèrent les majors de quelques régiments. Nous sommes de l'avis de Derblich, et avec lui nous disons : « Le médecin militaire énergique, d'un esprit cultivé et humain, s'abstiendra toujours des moyens et des procédés intimidants, effrayants, violents et surtout douloureux. Même pour démasquer la ruse, il faut être sobre de terreur et de surprise. Un conscrit de constitution débile, qu'on menaçait d'une grande opération chirurgicale, pour une incontinence d'urine prétendue, fut pris de palpitations inquiétan-

1. Calmeil, *Traité des maladies inflammatoires du cerveau*. Paris, 1859.

tes, de mouvements choréiques dans les membres supérieurs et de tremblement qui ne cessèrent qu'après un traitement long et minutieux (1).

*
* *

La colère curative. — Le professeur Brown-Séquard, dans une conférence faite à Boston en 1874, a dit qu'un homme en état de folie reçut un coup violent sur la tête. Son crâne fut fendu, une partie de son cerveau coula à travers sa blessure, et cet aliéné fut guéri.

La colère peut donc devenir curative?

Quelques médecins sérieux n'ont pas craint de l'affirmer.

« Les passions, si funestes en elles-mêmes pour nombre de personnes, sont quelquefois, dit Zimmermann (2), un principe de santé pour d'autres. Il y a des gens qui se mettent en colère tous les jours, sans que cela leur cause la moindre maladie : ils se portent même mieux après un grand mouvement de colère; ils en sont plus actifs, plus vigoureux qu'auparavant. »

S'il faut en croire Nacquart (3), la crainte peut devenir un instrument utile dans les mains du médecin. Brierre de Boismont (4) exprime la même idée en ces termes : « L'intimidation a plus d'une fois sauvé la vie

1. Derblich, *Maladies simulées*, 1883.
2. Zimmermann, *de l'expérience*.
3. Nacquart, *Dict. des sciences médic.*
4. Brierre de Boismont, *du suicide*.

et rendu la raison aux malades. » Richard (1) dit de son côté : « Dans quelques cas rares, il est vrai, la colère et la frayeur ont fait disparaître des fièvres intermittentes. »

Descuret ne s'en tient pas aux aphorismes, il précise : un homme lent à purger n'obtenait, dit-il, l'effet d'une médecine, qu'après avoir été mis exprès en colère.

Il me semble avoir vu, en quelque bouquin du XIV<sup>e</sup> siècle, une histoire de ce genre ; le conte est un peu gras, mieux vaut ne pas le rééditer ; une observation simplement badine en tiendra la place. La voici : un homme, accidentellement muet, mais non sourd, souffrait depuis longtemps les injures et le mépris de sa femme ; un jour, étant plus maltraité que de coutume, il se mit si violemment en colère que sa langue paralysée reprit ses fonctions et qu'il put rendre, avec usure, à cette mégère, les injures dont, depuis longtemps elle ne cessait de l'accabler.

1. Richard, *Influence des passions*, 1851.

# CHAPITRE VIII

## LA PARESSE

J'en demande humblement pardon à un législateur du peuple, élu pour représenter le département du Nord en novembre 1891, le citoyen Paul Lafargue, il n'est pas vrai de dire, comme lui, que « le travail est la dégradation de l'homme libre. » Cette formule d'un socialisme malpropre et flagorneur est beaucoup plus bête que celle d'une religion, étroite et dépressive, érigeant en dogme la nécessité du travail comme une peine afflictive. Dire, en prêtre ou en député, « l'homme a été *condamné* à travailler » c'est exprimer une idée fausse, moralement et physiquement.

Loin d'être une peine, le travail est plutôt une récompense. Jules Simon, dont je suis loin de partager toutes les idées, me semble parler d'or lorsqu'il dit : « le travail en lui-même est salutaire pour le corps et pour l'âme, il est pour l'un et pour l'autre la meilleure des disciplines. Loin de dégrader celui qui s'y livre, il le grandit et l'honore (1). »

Les médecins sont du même avis. Le Dr Bergeret écrit : « Il faut, pour être heureux, avoir des obligations, des devoirs à remplir. Le riche doit s'en créer, s'il n'en a pas. Ne laissez pas exister autour de vous la

1. Jules Simon, *L'ouvrière*. Paris, 1861.

moindre fissure par où l'ennui puisse pénétrer dans votre vie. Le grand secret pour y parvenir c'est de se vouer au travail (1). »

Et Monin ajoute :

« N'a-t-on pas remarqué que toutes les fois que quatre générations se succédaient sans se livrer à aucun travail manuel, les enfants qui formaient la cinquième génération devenaient la plupart infirmes, ou mouraient jeunes, et le plus souvent de la poitrine ? (2)

Un autre Monin, celui du *Gil Blas* et de la Société française d'hygiène, entre plus à fond dans la question en écrivant :

« Agir c'est vivre, point de longévité sans exercice. La dyspepsie, la constipation, l'obésité, le diabète, la goutte, les engorgements viscéraux, les hémorrhoïdes, les calculs biliaires et vésicaux, l'albuminurie : voilà les épées de Damoclès de l'homme inactif (3).

Quiconque a observé les hommes, en état de santé et en état de maladie, doit faire une déclaration analogue et proclamer que, à tous les points de vue, l'oisiveté est la pire des passions, parce qu'elle est réellement la mère de tous les vices, tant moraux que physiques.

Le travail donne de la saveur aux mets les plus vulgaires ; le paresseux n'a pas faim et devient gourmand. L'homme actif, qui va et vient pour gagner sa vie, possède de bonnes jambes ; les organes locomo-

1. Dr L. Bergeret, *les passions*. Paris, 1878.

2. Dr F. Monin, *Bréviaire du médecin*. 2e édition. Paris, 1869.

3. Dr E. Monin, *Hygiène des riches*.

teurs de l'oisif s'alourdissent dans l'inaction. L'ouvrier qui scie du bois, lime du fer, taille de la pierre, respire à pleine poitrine un air vivificateur; le rentier, qui ne fait que compter ses écus, paye un large tribut aux maladies pulmonaires. Le paysan, qui arrose les sillons de sa sueur, goûte le soir, sur sa rude paillasse, un sommeil réparateur; le petit maître baille et s'étire en sa couche duveteuse. Le travailleur se fait vieux, l'oisif meurt jeune (1).

Soyez astreints à un labeur assidu, vous ne sentirez l'aiguillon de la chair qu'à des intervalles raisonnables ; restez dans l'oisiveté; la luxure vous talonnera tous les jours (2), faites œuvre de vos mains, vous ne boirez qu'à votre soif; restez les bras croisés vous deviendrez amis de la bouteille (3). Travaillez régulièrement, votre esprit restera net et lucide ; prenez des habitudes de désœuvrement, votre imagination vagabondera et vos facultés mentales risqueront de se troubler.

Celui qui travaille ne s'ennuie jamais ; celui qui ne

1. L'oisiveté nuit à la durée de la vie. L'expérience nous prouve que jamais oisif n'atteignit à un âge très avancé; qu'au contraire, ceux qui ont vécu le plus longtemps sont ceux qui ont mené une vie très active. Hufeland, *l'Art de prolonger la vie*, Paris, 1881.

2. Paresse et luxure sont vices conjoints, sinon vices tout à fait identiques (Proudhon).

La personne oiseuse à grand peine peut garder chasteté (Chastelain, *Chronique*).

3. Parmi les causes morales propres à engendrer l'intempérance, on doit placer avant tout l'oisiveté (Lancereaux, *Alcoolisme*).

travaille pas s'ennuie et ennuie les autres, car. La Bruyère l'a bien dit, « l'ennui est entré dans le monde par la paresse. »

Travaillez-donc, et pour la santé de votre corps, et pour celle de votre esprit. Si vous êtes ouvrier, tapez dur sur l'enclume ou l'établi ; si vous êtes soldat, astiquez votre fourniment et ne boudez pas à l'exercice ; si vous êtes commis de boutique, soignez vos étalages et piochez votre prix courant ; si vous êtes employé, refaites deux fois vos additions et remettez au net votre comptabilité ; si vous êtes avocat, étudiez les commentaires du Code ; si vous êtes médecin, repassez votre anatomie qui s'oublie si vite ; si vous n'avez aucune profession, créez-vous un idéal qui vous occupe sérieusement. M. Bourgeois, ministre de l'Instruction publique, disait récemment :

« Un idéal, ce n'est pas seulement, au milieu de l'atmosphère étouffante de l'égoïsme des hommes, un souffle d'air pur qui ranime et vivifie au-dessus des obscurités et des doutes de l'existence quotidienne, une lumière qui guide et qui sauve ; c'est quelque chose de plus que tout cela et que je voudrais dire d'un seul mot : avoir un idéal, voyez-vous, c'est avoir une raison de vivre. »

Faute d'idéal, ayez au moins une manie, car Sterne l'a rappelé avec raison « il vaut mieux faire la chose la plus inutile du monde que de rester un quart d'heure inoccupé. » Cultivez les tulipes rares, mettez-vous à la recherche d'une série d'autographes, élevez des lapins, pêchez à la ligne, tournez des coquetiers, découpez des ombres chinoises pour les enfants, chassez aux papillons ou collectionnez des timbres-poste, l'important est que vous fassiez quelque chose. Ecoutez les médecins, qui vous disent : « Les organes diffèrent des outils en ce que, loin de s'user par le travail, par lui ils se perfectionnent et se fortifient » (1).

Ne soyez pas sourds à la voix des philosophes qui écrivent :

« Un homme qui s'imagine se procurer la santé en vivant dans l'inaction, est aussi peu sensé que celui qui se condamnerait au silence pour perfectionner sa voix » (2).

Oyez encore cette parole d'une femme d'esprit, qui fut riche et qui aima le travail : « Je suis persuadée que la plupart de nos maux viennent d'avoir le cul sur selle » (3).

Concluez enfin que le *far niente* ne vaut rien, car c'est une lâcheté de tous les instants, et convenez, avec Montaigne, que « le paresseux ne marche pas dans la vie, le temps l'y traîne à reculons. »

*
* *

L'OBÉSITÉ. — Paresseux et gourmands sont exposés à une maladie commune, qui doit être étudiée à cette place, l'obésité.

Saint Paul, dans son *Épître aux Romains*, titre XII, verset III, — nous précisons pour les incrédules — émet cette grande vérité devenue proverbe :

« Faut de la vertu, pas trop n'en faut ! »

1. Bouchardat. *Hygiène*.
2. Plutarque. *Le banquet*.
3. Mme de Sévigné. *Lettres*.

Qu'on remplace le mot *vertu* par celui de *santé*, l'adage est toujours aussi juste.

Il n'est pas bon d'être un Alceste; il est mauvais de se trop bien porter. La vertu excessive dégénère en misanthropie, l'embonpoint exagéré devient une maladie : on l'appelle « Obésité ».

Les dames qui « pour l'amour du grec, souffrent qu'on les embrasse » n'apprendront pas sans plaisir que l'obésité se nomme encore « polysarcie ».

Les obèses sont doublement malheureux : ils souffrent et on ne les plaint pas.

Que l'on rencontre dans la rue de gros hommes au teint fleuri, promenant, lentement et avec une sorte de majesté, un thorax immense, une panse rebondie et des membres gigantesques, leur vue n'excite point la commisération; fût-on doué de la plus forte dose de sensibilité, on reste froid devant eux. Ils sont pourtant malades, et quelquefois très gravement.

Leur face rosée indique que, chez eux, la tête se congestionne; la lenteur grave de leur marche provient de la difficulté qu'ils ont à étendre et à fléchir les articulations; leur poitrine de géant loge un cœur surchargé de graisse, qui éprouve des palpitations au moindre exercice; leurs membres volumineux qui, sous les vêtements, semblent être l'emblème de la force, sont à peu près impuissants et n'ont plus forme humaine.

Boinvilliers assure (1) que les Lacédémoniens condamnaient au fouet ceux qui avaient trop d'embonpoint, regardant la graisse comme une preuve de paresse et

1. Boinviliers, *Dictionnaire des antiquités*.

de lâcheté; ils les obligeaient à se promener tout nus pendant l'hiver sur la place publique et à crier tout haut qu'ils étaient justement punis.

L'obésité est une affection caractérisée essentiellement par le développement excessif du tissu graisseux. Quand elle existe, la graisse peut arriver à former la moitié, les deux tiers, les trois quarts et même les quatre cinquièmes de la masse du corps de l'individu qui en est affecté. Son corps acquiert un volume énorme; il peut atteindre des poids effrayants, allant de 150 à 400 kilogrammes. Dupuytren, Volpré, Pardouville et Dance ont recueilli des exemples de cas de ce genre.

Les gens obèses sont généralement essoufflés; ils sont baignés de sueur après la moindre fatigue. Quelques-uns perdent l'appétit; mais chez le plus grand nombre l'appétit s'exagère. Tous ont une tendance au sommeil remarquable, car la surcharge graisseuse du cerveau crée une anémie cérébrale qui se traduit par des vertiges, des céphalalgies et une paresse cérébrale. C'est pour cela que Raspail disait : « L'état des obèses émousse leur sensibilité et par suite leur intelligence. »

Cette assertion est trop absolue; il suffit de parcourir la liste des obèses célèbres, dressée par Brillat-Savarin, pour voir que la polysarcie n'entraîne pas fatalement la pauvreté d'esprit.

*
* *

Les causes qui produisent l'obésité sont assez bien connues.

Il convient de noter d'abord l'hérédité comme n'étant pas sans influence sur la production de la maladie que nous étudions (1), mais elle est amenée le plus souvent par les habitudes oisives, la vie sédentaire, l'usage d une nourriture succulente. Aussi est-elle plus spécialement l'apanage des riches que des pauvres. Les gens de bureau et de cabinet, les prêtres, en sont fréquemment atteints. Les bouchers, les charcutiers, les prisonniers bien nourris et les officiers de cavalerie y sont aussi prédisposés.

L'excès d'embonpoint pathologique se rencontre encore assez fréquemment dans une classe de femmes étudiée par Parent-Duchatelet. D'après lui, ces malheureuses deviendraient obèses parce qu'elles abusent des bains.

Cette opinion peut se rattacher, par quelque point, à cette observation que la polysarcie est commune dans

1. L'obésité est une maladie héréditaire qui frappe certaines familles, si bien que les jeunes sujets ont beau suivre le régime commun, ils deviennent obèses de bonne heure avec un régime qui laisse les autres à l'état normal. D'autre part, on voit des gens maigres nés de parents maigres, qui ne peuvent jamais devenir gras, avec un régime qui faciliterait singulièrement le développement de l'obésité chez les premiers cités.

Je connais un savant, très expert en matière de régime et d'engraissement, qui pèse 59 kilogrammes et, malgré tous les régimes d'engraissement, il n'a jamais pu atteindre 60 kilogrammes.

Le régime ne peut donc pas tout faire à lui seul, soit pour produire, soit pour empêcher l'obésité. Docteur Constantin Paul, *Archives d'hydrologie*, 1886.

les pays humides, tels que la Hollande et l'Angleterre. Il est des auteurs qui mettent la production de l'obésité, dans ces contrées, uniquement sur le compte de la bière ; les gens qui se gorgent de la boisson aqueuse fabriquée avec l'orge fermentée et le houblon sont, en effet, pour la plupart, doués d'un embonpoint caractéristique.

Terminons ce qui a trait aux causes de l'obésité, en disant que celle qui la produit le plus sûrement c'est, avec le repos absolu des organes, l'abus des aliments féculents.

L'obésité n'est pas rare chez les enfants. Quand elle se produit dans les premières années de la vie, elle est le résultat d'une alimentation exagérée. On n'a qu'à réduire la quantité des aliments à une ration naturelle et la polysarcie disparaît assez rapidement. Chez l'adulte, les choses ne se passent pas ainsi.

C'est entre 30 et 40 ans que l'obésité débute généralement. Tous les individus ne souffrent pas également de l'accumulation de la graisse, il en est même qui n'en sont presque pas gênés.

On a relaté l'histoire curieuse de la femme Clay, une des plus grosses créatures humaines qui aient existé, qui faisait chaque jour ses 10 kilomètres à pied, sans éprouver ni suffocation ni palpitation (1).

*
* *

En partant de ce principe que l'obésité est produite par le repos excessif des organes, l'abus des bains et l'usage immodéré de certains aliments et de certaines

1. *Journal de médecine de Corvisart.*

boissons, nous allons dire ce qu'il convient de faire pour la guérir.

Au lieu de rester au lit dix ou douze heures sur vingt-quatre, les gens prédisposés à l'obésité se coucheront un peu tard et se lèveront de bonne heure; ils ne laisseront point leurs membres oisifs, mais les exerceront par une gymnastique de tous les jours : quelque grand que soit leur amour, excusable du reste, pour la baignoire bien chaude, ils ne prendront de bains que ceux exigés par les soins de propreté. En présence des aliments les plus succulents et devant les tables les mieux servies, ils se souviendront qu'ils ne doivent pas manger à tous les plats ni boire à tous les flacons.

Ils feront bien de songer aux trois préceptes qui précédent avant d'être devenus trop gros, car l'obésité, qui se guérit facilement au début, est à peu près incurable quand elle est parvenue à un degré extrême.

On a préconisé l'usage de certaines substances comme propres à agir directement sur l'accumulation de la graisse. Nous n'en citerons que trois : le *vinaigre*, le *fucus vesiculosus* et la *scammonée;* le premier n'a amené, bien des femmes le savent, que des conséquences plus fâcheuses que la corpulence qu'elles voulaient corriger ; le second n'a guère servi qu'à une chose : faire la fortune d'un pharmacien ; le troisième est un élément sérieux du traitement de Dancel (1). On a

1. Ce traitement était basé sur quatre conditions principales : 1° l'exercice ; 2° le régime ; 3° l'absence de boissons ; 4° les purgations. Il recommandait surtout l'exercice du

encore vanté les iodures, au sein de l'Académie de médecine, mais ils ne produisent pas souvent les résultats annoncés.

En réalité, il n'existe point de drogue ayant des propriétés anti-obésiques, quoi qu'en puisse dire le prospectus ronflant d'un industriel que je ne veux pas nommer. Le traitement curatif et surtout préventif de l'obésité consiste tout entier dans un régime et un genre de vie qui soient de nature à supprimer les causes du mal.

On peut les résumer ainsi :

Dormir modérément, agir beaucoup, peu boire et peu manger.

Au dernier précepte : « peu boire et peu manger, » il faut ajouter :

« Savoir ce que l'on mange et ce que l'on boit. »

Des expériences faites sur des animaux ayant démontré que les aliments farineux et féculents produisent les congestions graisseuses, on devra user très modérément des graisses (1) (beurre, lard, etc)., et

matin : quant au régime, il consistait surtout dans la suppression des corps gras, du pain, des féculents, des aliments sucrés ; en troisième lieu, il recommandait de boire très peu d'eau ; enfin il prescrivait tous les quatre à six jours de 1 ou 3 grammes de scammonée.

1. On a recommandé à tort aux obèses l'abstinence complète des graisses ; les aliments gras sont nécessaires à l'économie et diminuent en outre, d'une manière très remarquable, l'appétit anormal et la soif excessive des gens corpulents. Dr Ebstein, *congrès de Wiesbaden*, 1885.

s'abstenir des fécules (1), qu'elles se présentent sous les noms de haricots, de pommes de terre, de lentilles, de pois, de macaroni, de tapioca et même de pain. Pour remplacer ce dernier complément obligé de notre alimentation journalière, on usera de galettes fabriquées avec une farine spéciale, dépouillée de sa fécule et connues sous le nom de *pain de gluten*. On évitera encore le sucre, le beurre, le fromage, le riz et les gâteaux. On se nourrira principalement de substances animales, dont on modèrera les effets excitants par le moyen de quelques légumes verts.

Tous les éleveurs de bétail savent que l'absorption des liquides en grande quantité favorise essentiellement l'engraissement. Aussi ils ne manquent point d'exciter artificiellement la soif, chez les animaux destinés à la boucherie, pour les rendre plus dodus. On se souviendra de cette pratique pour régler ce que l'on doit boire. D'une façon générale, on s'efforcera de résister à la soif. L'obèse qui aura le courage de se condamner au régime sec et de subir sa peine pendant quelques mois, sera assuré de guérir. Celui qui, moins ferme, ne saura résister au besoin de boire, devra n'absorber, par petites quantités, que les liquides sui-

1. Richesse des principaux aliments en fécule, d'après Dancel :

| | |
|---|---|
| Riz . . . . . . . . . . . | 74,10 |
| Maïs . . . . . . . . . . | 65,90 |
| Farine de blé . . . . . . | 63,00 |
| Grain de blé . . . . . . | 59,60 |
| Farine de seigle. . . . . | 59,84 |
| Millet . . . . . . . . . . | 57,9 |
| Sarrazin. . . . . . . . . | 50,0 |

vants : vin de Bordeaux, vin de Provence, Xérès, madère sec, thé, café froid sans sucre.

Jamais il ne devra se permettre la moindre goutte de bière ni de porto. Fût-il député et orateur, le verre d'eau sucrée devra lui être interdit de la façon la plus absolue.

Schweninger, le grand spécialiste Bavarois, défend aux obèses qui se confient à lui, de boire pendant le repas, ils ne doivent absorber un peu de liquide que deux heures après. M. Germain Sée a, avec raison, qualifié cette ordonnance allemande d'inhumaine. Je la trouve barbare, comme le grand professeur, mais de plus elle me paraît grotesque et inapplicable en France à des Français.

*
* *

La curiosité ne perdant jamais ses droits, disons que parmi les obèses célèbres on peut citer :

Denys, roi d'Héraclée ; il était si gras, au dire d'Elien, que huit esclaves suffisaient à peine à le mouvoir ; les traits de sa physionomie étaient enfouis sous une couche abondante de lard, cela le forçait à se dérober aux regards sous d'épais rideaux, lorsqu'il devait rendre la justice ;

| | |
|---|---|
| Pain de froment. . . . . | 42,70 |
| Farine d'avoine . . . . . | 39,1 |
| Pois. . . . . . . . . . . | 37,0 |
| Pain de seigle. . . . . . | 36,25 |
| Haricots . . . . . . . . . | 36,0 |
| Topinambours. . . . . . . | 16,60 |
| Pommes de terre . . . . . | 15,5 |

Epamimondas, dont l'abdomen était si large, que trois hommes pouvaient à peine en embrasser la circonférence ;

Frédéric de Wurtemberg, pour lequel on dut faire une entaille à la table de l'Hôtel-de-Ville de Paris, pour lui permettre de loger son ventre lorsqu'il vint assister au mariage de Marie-Louise et de Napoléon (1) ;

L'Allemande Frédérique Ahrrens, âgée de 20 ans, qui se faisait voir à Paris vers 1830, qui pesait 450 livres ; elle avait 5 pieds 5 pouces de haut et juste autant de circonférence à la taille ;

La petite fille russe de Bolischin-Grodni, village du gouvernement de Tul., âgée de 10 ans, en 1878, pesant 418 livres, ne pouvant, en chemin de fer, voyager que dans le wagon des bagages, à cause de l'étroitesse des portes des wagons de voyageurs. Sa mère la louait 70 roubles par mois à un barnum israélite ;

Enfin, M. B..., mort à Troyes au mois d'octobre 1881. Pour le sortir de chez lui, on dut élargir l'ouverture de la porte ; pour le transporter au cimetière, on le hissa sur un camion. Enfin, pour le descendre dans la fosse, il fallut avoir recours à un pied de chèvre et à des moufles.

A mon humble avis c'est encore dans la série des curiosités qu'il faut placer un traitement de l'obésité, dont il fut fait grand bruit en 1890, le dégraissage chi-

1. Comme beaux exemples d'obésité on cite encore Louis XVIII, Honoré de Balzac, Gustave Planche, Jules Janin, Lockwood, président du club américain des hommes gras et Jonatham Pewit, dit le nain boule, qu'un barnum a exhibé dans le monde entier.

rurgical. Toute la presse chanta la gloire de deux opérateurs hardis, MM. Demar et Max (1), qui enlevèrent, à coups de bistouri, quelques kilogrammes de graisse sous la peau du ventre d'un obèse de bonne volonté. On ne parle plus de ce dégraissage original, c'est vraiment dommage.

***

LA PARESSE CURATIVE. — Les physiologistes ayant proclamé que le défaut d'action d'un sens entraîne fatalement le dépérissement de son organe, l'hygiène condamne toutes les paresses organiques et recommande de faire fonctionner tous les sens, de peur qu'ils ne se rouillent, comme les gonds d'une porte qu'on n'ouvre jamais (2). La médecine formule la même prescription, mais elle la complète par cet autre conseil : ne demandez pas aux organes un travail supérieur à celui qu'ils peuvent régulièrement produire.

Ce n'est pas en vain que la nature nous invite chaque soir à suspendre nos labeurs. Le sommeil, cet état de repos des organes, pendant lequel le système nerveux recouvre son aptitude à agir, émoussée par les fatigues de la journée, ne pourrait, sans inconvénients, être prolongé au-delà d'une certaine mesure, mais l'anéantissement transitoire, saisissant périodiquement l'ensemble des fonctions vitales, est une nécessité supérieure de l'existence, une condition indispensable au parfait équilibre du dynamisme biologique.

1. Voir *le Progrès médical* du 5 avril 1890.

2. « Tous les sens veulent être occupés et leur énergie diminue, à mesure qu'ils restent plongés dans l'inaction. » Longet, *Physiologie.*

Brillat-Savarin a écrit :

« Le besoin de dormir est aussi impérieux que la faim et la soif, les sentinelles avancées à l'armée s'endorment souvent, tout en se jetant du tabac dans les yeux : et Pichegru, traqué par la police de Bonaparte, paya 30.000 francs une nuit de sommeil, pendant laquelle il fut vendu et livré. » (1).

Les gens privés du doux état que le poète Homère nommait « le frère de la mort » et que le psychologue Lasègue appelait « l'accumulateur de forces » deviennent pâles, maigrissent et présentent les signes d'une vieillesse prématurée, ils sont portés à demander aux vins et aux liqueurs une énergie factice, stimulation funeste hâtant le terme de leur vie. En faveur de ces malheureux, les médecins doivent demander le droit à la paresse. Les hygiénistes, joints aux économistes, ont le droit de réclamer une dose suffisante de sommeil, pour les hommes voués aux rudes besognes de l'usine (2).

A l'usine, la nuit, on ne voit pas seulement des hommes ; on y rencontre aussi des femmes et des enfants.

1. Brillat-Savarin, *Physiologie du goût.*

2. « Les ouvriers qui ajoutent le travail de la nuit à celui du jour doublent leur consommation de force, sans être, physiologiquement, du moins, en mesure de doubler aussi leur réparation nutritive; ils augmentent la durée de l'imprégnation morbide et, en réduisant en outre celle de l'élimination épuratrice, favorisent l'accumulation dans leurs tissus des matières nocives ; ils prolongent enfin les stations vicieuses qui constituent le danger de tant de professions et qui gênent ou déforment les organes essentiels. » Réveillé-Parise.

Cela devrait cesser en France, puisque cela a pu cesser en d'autres pays (1). Nos législateurs ont voté, en 1874, une loi qui interdit le travail nocturne des enfants, sauf dans certaines industries privilégiées, qui ne sont pas les moins insalubres, savoir : les papeteries, les sucreries, les verreries et les usines métallurgiques (2).

Nos représentants étudient, depuis bientôt dix ans, les additions à introduire dans cette loi en faveur des femmes, mais les projets successifs vont de la Chambre des Députés au Sénat et du Sénat à la Chambre des Députés, sans qu'aucun aboutisse. On m'assure que le dernier projet, dont l'honorable sénateur Tolain fut rapporteur, est sur le point de concilier le Palais Bour-

1. Extrait de l'article 15 de la loi fédérale suisse du 23 mars 1877 : « Les femmes ne peuvent, en aucun cas, être employées au travail de nuit ou du dimanche. Lorsqu'elles ont un ménage à soigner, elles doivent être libres de quitter l'ouvrage une demi-heure avant le repas du milieu du jour, si ce repas ne dure pas au moins une heure et demie. Après et avant leurs couches, il est réservé un espace de temps de huit semaines en tout, pendant lesquelles les femmes ne peuvent être admises au travail dans les fabriques. Elles ne peuvent être reçues de nouveau dans la fabrique qu'après qu'elles ont fourni la preuve qu'il s'est écoulé six semaines au moins depuis le moment de leurs couches ». Le même article de la loi Suisse contient cette sage disposition protectrice de la maternité, dont il n'a pas été dit un mot aux Chambres Françaises : « Les femmes ne peuvent être employées à nettoyer les moteurs en mouvement, les appareils de transmission et les machines dangereuses. »

2. De Mac-Mahon. Décret du 22 mai 1875.

bon avec le Luxembourg. Le jour où cet accord sera consacré, par une belle mention au *Journal Officiel de la République Française*, il y aura de joyeuses fêtes intimes dans les ménages d'ouvriers français.

* * *

Pour l'ouvrier, qui travaille trop, nous voulons une somme de travail moindre; pour le malade qui a trop travaillé, nous exigeons la paresse complète, parce qu le repos, le simple repos, constitue, plus souvent qu'on ne croit, l'unique traitement à opposer aux maladies des rudes travailleurs surmenés.

Parmi leurs divers modes d'intervention professionnelle, les médecins ont ce qu'ils appellent la méthode *expectancte*. L'expectation, n'est, en somme, qu'une sage attente pharmaceutique parfois incomprise (1), mais une période raisonnée pendant laquelle l'hygiène prescrit toujours trois grands remèdes merveilleux : le lit, la diète et le silence, c'est-à-dire le repos absolu du corps, la paresse organique la plus complète.

Cette expectation vigilante, qu'il ne faut pas confondre avec le désintéressement ou l'indifférence, a suffi bien des fois pour guérir des rhumatismes, des fièvres graves et même des fluxions de poitrine; on peut en lire l'observation dans les œuvres de Sydenham, de Stoll, de Baglivi, de Pinel, de Récamier, de Lordat, de Cayol, d'Andral, de Grisolle, de Barthez et même dans une thèse du professeur Charcot (2).

1. Voy. Bremond, *Les préjugés en médecine.* Paris, 1892.
2. Charcot, *De l'expectation*, thèse d'agrégation, 1857.

*
* *

Le surmenage scolaire.. — Dans ce chapitre de la paresse, je n'ai rien dit du surmenage scolaire, qui a fait noircir tant de papier en ces dernières années. Ce n'est pas un oubli.

Mon abstention est calculée, parce que je trouve qu'on a poussé un peu trop au noir le tableau des misères des collégiens. Le sort des enfants du peuple employés dans les mines, à la manœuvre des ventilateurs ou au roulage des wagonnets, me touche plus que celui des fils de bourgeois, trop bourrés de grec et de latin.

Si vous trouvez que je manque de sensibilité à l'égard des pauvres potaches, souffrez que je m'abrite sous l'autorité d'un académicien, M. Gaston Boissier, qui a bravement dit ceci :

« Il s'est formé une sorte de complot d'élèves paresseux, de mères tendres, de médecins complaisants qui se sont entendus pour déclarer qu'on demande trop à la jeunesse, et que le poids des études, que nous avons nous autres si allègrement porté, est devenu trop lourd pour les épaules des gens d'aujourd'hui. On les a écoutés — car on écoute tout le monde — et l'on a fait ce qui était possible pour les contenter. »

Les gens, qui aiment réellement le travail pensent généralement comme M. Gaston Boissier, mais ils ne le disent pas. Ce n'était pas une raison pour que je me prive de le répéter.

## CHAPITRE IX

### LA PEUR

La peur, que Senèque appelait « la mauvaise conseillère » et J. Arago « la plus contagieuse des maladies » paraît être, le plus souvent, un résultat de la paresse cérébrale. C'est toujours un mal moral, dont les effets physiques ont une puissance véritablement extraordinaire (1).

Alibert (2) ne craint pas de dire : « Le nombre des hommes qui meurent de la peur fait le tiers de la mortalité. » Il y a, dans cette proportion, une exagération évidente, cependant on peut affirmer que la frayeur a tué et tuera encore pas mal de gens.

Tout le monde connaît l'histoire du Pape Clément V et du roi Philippe-le-Bel, qui succombèrent à l'impression que fit sur leur esprit la prédiction du grand-maître des Templiers.

Haller rapporte qu'un homme, passant sur une tombe, se sentit retenir le pied par une touffe d'herbe et mourut de frayeur, le jour même.

1. « Il n'est passion contagieuse comme celle de la peur. »
Montaigne.

«..... la plus forte passion.
C'est la peur.. ..... ».

Lafontaine.

2. Alibert, *Physiologie des passions.*

L'Italien Mosso rapporte (1) le fait suivant, d'après Brunton, professeur à l'hôpital Saint-Barthélemy, de Londres :

Un assistant était devenu odieux aux jeunes gens d'un collège, on décida de lui jouer un beau tour. Les étudiants préparèrent une buche et une hache dans une chambre obscure, ils prirent l'assistant et le conduisirent dans la pièce, où quelques hommes vêtus de noir fonctionnaient commes juges. Quand il vit tout cet appareil, il crut que c'était une plaisanterie, mais les étudiants l'assurèrent qu'ils agissaient sérieusement et qu'il eût à se préparer à mourir, qu'on allait le décapiter immédiatement. Ils lui bandèrent les yeux et le mirent, en pliant ses genoux avec violence, sur le billot. Pendant que l'un d'eux fit entendre qu'il brandissait la hache, pour lui donner le coup fatal, un autre laissait tomber sur son cou une serviette mouillée. Quand ils enlevèrent la bande qui couvrait ses yeux, l'étudiant mystifié était mort.

Le premier roi de Prusse, Frédéric, dormant un jour sur un fauteuil, fut tellement frappé par la visite inattendue de sa femme, Louise de Mecklembourg, tombée en démence et échappée des mains de ceux qui la gardaient, qu'il s'imagina voir en elle l'apparition de la *femme Blanche*, dont la venue annonçait toujours la mort d'un prince de la maison de Brandebourg. A l'instant même il fut saisi d'une fièvre ardente qui l'emporta.

Halévy (2) raconte la triste fin de Thomas Britton,

1. Mosso, trad. par Félix Hément.
2. Halévy, *Souvenirs et portraits.*

fondateur du Club musical d'Angleterre, qui mourut deux jours après la sinistre plaisanterie d'un ventriloque lui annonçant sa dernière heure.

Le journal *The Laucet* a publié l'observation d'un condamné, livré à des médecins pour une expérience psychologique, dont la mort fut le résultat. Ce malheureux avait été attaché à une table, les yeux bandés, et on lui avait annoncé qu'il allait être saigné au cou, jusqu'à épuisement. Une piqûre insignifiante fut pratiquée à la peau et on plaça un robinet de façon à faire couler sur l'épiderme un filet d'eau tiède. Au bout de dix minutes, le supplicié mourut, convaincu probablement qu'il avait perdu tout son sang.

Dans le même recueil médical anglais on trouve l'observation d'une jeune femme morte à la suite d'une injection de poudre insecticide inoffensive. qu'elle croyait mortelle.

Cazenave, de Bordeaux, devant amputer un malade pusillanime, terrifié par la pensée des anesthésiques, lui mit sous le nez une compresse sur laquelle on avait fait semblant de verser du chloroforme. Le sujet mourut de syncope.

Au mois de mars 1889, un incendie se déclara à Braine-le-Comte dans un établissement industriel. Une dame G..., dont le mari était employé dans la maison, fut tellement effrayée à la vue des flammes qu'elle succomba en quelques instants.

Il y a quelques années, une femme qui cueillait des bluets dans un champ, fut surprise et poursuivie par le propriétaire. Elle tomba tout d'un coup : elle était morte (1).

1. Brouardel, *Signes de la mort.*

Mon érudit confrère Barbier (1) a noté ce souvenir classique: l'infâme Héliogabale faisait quelquefois, en matière de passe-temps, griser ses parasites, qu'il enfermait dans des chambres sans lumière ; puis, pendant leur sommeil, il y faisait lâcher des lions auxquels on avait ôté les dents et les griffes. En se réveillant en pareille compagnie, plusieurs ivrognes moururent de peur, ce qui fit beaucoup rire le farceur impérial.

*
* *

L'effet de la peur peut être indirect, cela a été observé maintes fois chez des nourrices.

Le *Journal de médecine pratique* en a publié un exemple remarquable. Il s'agit d'une fille-mère qui donna le sein à son enfant après une grande frayeur. Le lendemain le nourrisson était mort.

Lorsqu'elle ne tue pas les gens, la peur les rend plus ou moins malades.

Zimmermann avait écrit: « La peur fait généralement empirer toutes les maladies. » La frayeur, dit Descuret, est fréquemment suivie de syncopes, de palpitations, de convulsions, de paralysie et d'épilepsie, surtout chez les enfants. On a vu de violentes frayeurs causer des phlegmasies intenses, ainsi que l'aliénation mentale, la catalepsie, et des apoplexies pulmonaires ou cérébrales.

Beau, cité par Brochin, a rapporté le cas d'un homme devenu asystolique par le fait seul d'une grande frayeur.

1. Barbier, *L'hygiène pour tous.*

Franc a vu un érysipèle se déclarer après un accident qui avait mis la vie en danger; tous les médecins ont eu à soigner des suppressions menstruelles consécutives à un effroi.

Le journal *Paris Médical* a publié, en 1881, l'observation, d'après Mehrer, d'une hémorrhagie nasale rebelle, survenue après une vive frayeur causée par le feu.

Les annales de la Commune ont recueilli plusieurs exemples de jaunisses subitement épanouies devant un peloton d'exécution.

Après la catastrophe d'Ischia, comme à la suite du tremblement de terre de Nice, de nombreuses fausses couches se produisirent chez des femmes qui n'avaient par reçu la moindre égratignure. A la suite des mêmes calamités on observa aussi plusieurs cas de canitie précoce.

Le docteur Liegey (1) a cité plusieurs cas d'épilepsie produits par la peur ; j'en ai observé moi-même un exemple remarquable sur un des malheureux soldats désespérés, dont Zola a tracé le portrait émouvant, quoique incomplet, dans son roman navrant de vérité *La Débâcle* (2).

La peur fait parfois songer au nommé Languille, de Melun, qui criait avant d'être écorché. A preuve cet exemple, cité par Carpenter (3) :

1. Liegey, Le *Courrier Médical.*

2. « La moitié des épilepsies dépend de la peur et l'on ne saurait trop inculquer aux enfants de ne jamais se faire réciproquement peur ; les maîtres d'école devraient les avertir sérieusement sur cet article, Tissot. *Avis au peuple.*

3. Carpenter, *Physiologie.*

Un garçon boucher fut porté chez un pharmacien, par suite d'un terrible accident. En cherchant à suspendre une lourde pièce de viande à un crochet, il glissa et se trouva suspendu lui-même. Quand on l'examina, il était très pâle et, pendant qu'on lui enlevait sa manche pour le panser, il disait qu'il éprouvait des douleurs terribles. Mais quand on eut mis à nu tout son bras, on s'aperçut qu'il n'avait pas la moindre blessure et qu'il avait été suspendu seulement par son vêtement.

*
* *

Bosquillon, qui avait observé plusieurs faits analogues, en était venu à dire : « La peur crée des espèces morbides » et, poussant les choses à l'extrême il professait que « la terreur est l'unique cause de la rage et non la morsure du chien ».

Les recueils médicaux fourmillent d'exemples tendant à prouver qu'il y a parfois du vrai dans la théorie risquée de Bosquillon.

Il y a une douzaine d'années mon confrère Monin fut témoin du fait suivant qui peut servir de type.

Une marchande des quatre saisons, mordue par un chien près de Notre-Dame, fut aussitôt cautérisée à l'Hôtel-Dieu. Plusieurs mois après, elle est reconnue dans la rue par l'un de nos camarades qui lui dit: « Tiens vous n'êtes pas morte ? Le chien qui vous a mordu était pourtant enragé ! » Aussitôt la pauvre femme est prise d'un spasme de la gorge des plus violents. Admise d'urgence dans le service du Dr Bucquoy, elle y fut traitée inutilement et mourut peu après (1).

1. Monin, *Misères nerveuses*.

Pendant les épidémies, la maladie régnante attaque de préférence les trembleurs. Aubert disait : « La peur facilite la contagion (1) », et Willis a écrit : « Ceux qui ont une grande peur de la petite vérole sont certains de la contracter les premiers. » Cela peut se dire de toutes les maladies épidémiques, indistinctement, et plus particulièrement en temps de choléra, parce que le symptôme cholérique ou cholériforme initial, la diarrhée, semble réaliser le type de l'effet banal de la frayeur sur l'organisme (2).

En tout temps les précautions hygiéniques sont bonnes à prendre, en temps de choléra, il est très utile de filtrer et de faire bouillir l'eau, pour éliminer ou détruire les éléments morbides qu'elle tient en suspension, mais il ne faut pas se croire condamné à faire son testament sur l'heure, si l'on a eu le malheur de boire un verre d'eau de Seine non filtrée ou non bouillie. Le fleuve empoisonné qui coule sous le pont des Arts ne tue pas fatalement tous ceux qu'il désaltère (3). Le grand pourvoyeur du cimetière, ce n'est pas

1. E. Auber, *Traité de la science médicale.*

2. Les vieux conteurs ont usé et abusé de cette suractivité intestinale et vésicale, en des plaisanteries scatologiques qui ne sont plus de notre temps et sur lesquelles je n'insiste pas. Je me borne à rappeler toutefois qu'une émotion vive, plus noble que la peur, peut, elle aussi, secouer le ventre : témoin le maréchal de Luxembourg qui mouillait sa culotte à chaque bataille. Ce grand homme ne s'en cachait pas. Dans ces circonstances, disait-il, il faut laisser faire au corps ce qu'il veut, pour conserver tout l'esprit à l'action.

3. L'eau de Seine n'a pas toujours eu la détestable réputation dont elle jouit aujourd'hui. En effet, voici ce qu'écrivait

le microbe séquanien, c'est la peur extrême, nommée « terreur » à l'institut, et « trac » ou « venette » à la Villette.

*
* *

Dans le curieux ouvrage qu'il a dédié au cardinal Richelieu, le R. P. Senault déclare que « toutes les passions de l'homme sont des vertus naissantes ».

En partant de ce principe, on pourrait considérer la peur comme l'essence de la prudence, mais, par malheur, cette assimilation n'est admissible qu'au seul début de ce sentiment toujours plus ou moins égoïste.

Je n'ignore pas que Vacherot a pu dire : « Toutes les passions humaines, si on les envisage dans leur principe et selon l'institution de la nature sont rationnelles et légitimes ; les excès qu'elles engendrent ne sont que des dérogations à l'exercice normal de nos facultés (1) », mais lorsqu'il s'agit de la peur il est bien diffi-

en 1810, un savant qui fut professeur de la Faculté et membre de l'Académie de médecine, le Dr Richerand :

« Il convient de consigner ici une opinion relative à l'insalubrité des grandes villes : Paris y fait évidemment exception. Rien n'y est moins fréquent que les maladies épidémiques. Il me semble que plusieurs causes y combattent les mauvais effets attachés à toute grande réunion d'hommes : d'abord sa situation au milieu d'une grande plaine immense, sans cesse parcourue par les vents, puis *les excellentes qualités de l'eau de Seine*, éminemment digestive par la liberté qu'elle entretient dans les organes gastriques, chez ceux qui en font un usage convenable. »

1. Vacherot. *Acad. des sciences morales et politiques* 1879.

cile de déterminer où finit l'usage, où commence l'abus.

Vous redoutez la contagion de la tuberculose et vous refusez d'habiter un appartement où mourut un poitrinaire, votre peur est digne d'éloges, car nous savons depuis longtemps que « la prudence est mère de la sûreté » (1) ; votre meilleur ami est atteint, vous rompez toute relation avec lui parce que vous avez peur des bacilles de son crachoir, votre frayeur est inhumaine, parce que « la peur rend égoïste » (2).

Ce mauvais sentiment est, — chose triste à dire — devenu beaucoup plus commun, depuis que se sont vulgarisées les théories microbiennes relatives aux maladies infectieuses et on s'en est ému avec raison un peu partout. S. E. le Cardinal Lavigerie, un prélat auquel les affaires du Ciel n'ont pas fait oublier celles de la terre, a traité cette question sagement en une sorte de mandement officieux (3), dont j'extrais quelques passages :

« Les épidémies ont le triste privilège d'exciter et d'épouvanter les imaginations populaires ; les cœurs se troublent et la peur fait doublement son œuvre, sur les uns en les rendant malades, sur les autres en les portant à fuir et à laisser les malades sans secours... C'est donc faire chose utile que de dire : *on ne meurt du choléra que quand on le veut.*

« Partout où je vais, dans les paroisses, dans les hôpitaux, auprès des malades, je constate chez quel-

1. Aristophane, *Les oiseaux.*
2. Lamartine, *Les Girondins.*
3. Lavigerie, *Sur la mort de l'abbé Rivière.*

ques-uns de ceux-ci, des sentiments croissants d'inquiétude et, quelquefois presque de terreur.

« Rien ne me paraît plus triste ni plus dangereux.

« Je crois donc de mon devoir de vous prier, messieurs et chers coopérateurs, de réagir contre ces craintes, lorsque vous en trouverez l'occasion dans votre ministère.

« J'admire les travaux de M. Pasteur et de ses émules.

« Mais si, dans des cas semblables à celui de la rage, dont les conséquences implacables étaient connues de tous et la terreur universelle, je ne puis qu'applaudir aux découvertes de la science et à l'immense publicité qui leur est partout donnée, puisqu'on n'a fait ainsi que supprimer ou adoucir le mal, je fais des réserves, au point de vue moral, pour d'autres maladies : la variole, la diphtérie, le typhus, les fièvres infectieuses, la tuberculose, et surtout la phtisie pulmonaire qui enlève, chaque année, tant de victimes, sous quelque latitude qu'elles soient placées.

« Sans doute, c'est un grand résultat que d'avoir pu constater et d'écrire avec précision la présence du bacille spécial qui peut engendrer chacune de ces maladies ; mais, tant qu'on n'aura pas aussi trouvé le moyen sûr de le détruire, il peut y avoir là, pour les malades, plus de souffrances que d'avantages, si, dans un sentiment de juste sollicitude et de pitié pour eux, on ne prend pas les ménagements nécessaires, dans la diffusion de certaines théories et la publication, comme à son de trompe, de nouvelles précautions à prendre. Que les médecins les connaissent et les conseillent, rien de mieux ; mais je constate l'inquiétude que ces recommandations multipliées de la science augmentent encore quelquefois, et le désespoir des malades à qui on ne peut plus cacher leur mal, depuis que leur société, leurs paroles, l'air qu'ils respirent, les vêtements dont ils se couvrent, les chambres qu'ils habitent, les lits de souffrance qu'ils occupent, les ustensiles qui servent à leur nourriture, sont devenus, aux yeux de tant de personnes, comme autant de foyers d'infection. Il est impossible, en effet, de cacher alors aux phtisiques l'implacable mal dont ils sont atteints. Les précautions réclamées et prises, l'éloignement de ceux dont on ne peut expliquer l'absence, l'hésitation à rendre, dans certains cas, les services les plus nécessaires, sont une révélation qui bientôt les consterne et leur fait présager une fin fatale. On l'a dit, avec raison, des champs de bataille ordinaires : une bataille qu'on croit perdue est une bataille perdue ; une bataille qu'on croit gagnée est une bataille gagnée. Combien le voit-on plus clairement encore auprès du lit de souffrance des malades, et combien les médecins éclairés et tous ceux qui sont appelés à les assister le savent bien ! »

En guise de commentaire, je ne fais suivre cette belle page que de cet aveu dénué d'artifices : Si tous les prêtres prêchaient comme le cardinal Lavigerie, on me verrait souvent assister au sermon, et j'oublierais volontiers que, en 1841 au Caire, les ministres de Dieu se croyaient encore autorisés à présenter prudemment aux pestiférés agonisants la divine Eucharistie avec des pincettes.

*
* *

LA PEUR CURATIVE. — Les Leventins racontent dans leurs légendes qu'au temps où la peste ravageait le pays, un de leurs saints la rencontra sur sa route.

« — Où vas-tu, ô peste? lui dit-il.

« — Je vais à Smyrne.

« — C'est, sans doute, pour y exercer tes affreux ravages? Je t'en prie, épargne les habitants de Smyrne, ce sont mes amis.

« — Sois tranquille. Je ne serai pas meurtrière, et. à ta considération, cette fois je n'en enlèverai que mille.

« — A un an de là ou environ, le saint, passant au même lieu, retrouva la peste qui revenait.

« — O peste maudite, lui dit-il, comme tu m'as trompé! Tu m'avais promis de ne faire périr que mille habitants, et tu en as tué vingt mille!

« — Foi de peste, j'ai tenu ma parole, je n'en ai tué que mille; c'est la peur seule qui a tué les dix-neuf mille autres (1). »

Chose curieuse, la peur qui fait tant de mal, peut quelquefois faire du bien. Voici quelques faits qui le démontrent. Un goutteux, soigné par Salmuth, fut tellement effrayé de voir un cochon entrer dans sa chambre et manger un cataplasme qu'il avait encore sur le pied, qu'il fut guéri radicalement de sa goutte (2).

Une femme agonisait à l'Hôtel-Dieu de Paris, quelques heures avant que le feu prît à ce bâtiment. Son

1. Demofly, *Le choléra*, 1885.

2. Rostan, *Hygiène*.

mari l'avait quittée le même soir, ne comptant plus la revoir. La frayeur qu'elle eut lui fit une révolution avantageuse : elle recouvra ses forces et se sauva chez elle (1). La paralysie, que la peur donne (2), la peur peut l'enlever : la mère d'un de mes confrères, le Dr E. D..., était clouée sur son lit par une paraplégie, lorsqu'on apporta auprès d'elle sa fille évanouie par suite d'accident. La paralytique se leva pour voler au secours de son enfant et sa paraplégie fut guérie à tout jamais.

Bouchut écrit :

J'ai vu à l'hôpital Necker, une fille hystérique et frappée depuis quelques mois d'une paralysie des membres inférieurs qui avait résisté à tout traitement. On lui annonça qu'on allait la guérir par la cautérisation du dos avec le fer rouge. Au jour fixé, assise nue devant le brasier où chauffaient les fers, on prit un cautère *froid* dont on se servit pour toucher la colonne vertébrale. Aussitôt la jeune fille, qui n'avait rien vu de cette substitution, pousse des cris de douleur comme si on l'avait brûlée, et faisant des efforts pour échapper à cette cautérisation imaginaire, se lève et se sauve (3).

1. Tissot, *Notes sur Zimmermann*, 1817.

2. « La terreur que répandaient les soldats de Tchenghis-Chan était si grande, qu'un jour, un Mongol, n'ayant pas d'armes pour tuer un prisonnier, lui ordonna de se coucher à terre pendant qu'il irait chercher une épée, et il revint égorger le malheureux qui l'avait attendu paralysé, sans songer à fuir ! » (Ansart et Rendu).

3. Bouchut. *Introduction au dictionnaire de médecine et de thérapeutique, et Nouveaux éléments de pathologie générale*, 4e édition, Paris, 1882, p. 451.

Charpentier rapporte que le Dr Brion a vu s'arrêter une perte utérine datant de trois ans, chez une dame qui trembla pendant plusieurs jours, sous le règne de la Terreur (1).

Marjolin cite une observation où la peur de subir l'opération chirurgicale suffit pour faire rentrer une hernie qui paraissait irréductible.

Sandras dit qu'on a vu la peur de la tempête dissiper le mal de mer.

De tout ce qui précède, faudra-t-il conclure que la peur doit être considérée comme un agent curatif, et que Hufeland a eu raison d'écrire « tout ce qui est capable d'agir sur l'organisation de l'homme peut être employé comme remède (2) » ? Je ne le pense pas.

Il m'est arrivé, comme à tous mes confrères, d'exagérer les dangers d'une maladie négligée, à des malades indociles, dont un pessimisme indispensable secouait la résistance aveugle ; j'ai eu l'occasion, parfois, de mettre à profit l'impression causée par une mauvaise nouvelle fictive, pour faire cesser un hoquet incoercible ; j'ai parlé de prendre mon bistouri le mieux aiguisé, devant des enfants adonnés à l'onanisme, pour les faire renoncer à des pratiques dont la continuation aurait nécessité une opération soi-disant indispensable ; j'ai encore usé de l'artifice du bain glacé, prêt à recevoir, au réveil, les petits

1. Charpentier, mémoire présenté à la société de Liège.

2. Aristote avait dit : « Toutes les passions sont des armes dont doit se servir utilement, contre les maladies, tout médecin instruit, qui ne méconnaît pas les merveilleux effets qu'elles peuvent avoir sur l'économie. »

garçons ou les petites filles persistant à pisser au lit. J'ai fait tous ces sacrifices aux nécessités professionnelles, mais je n'en ai pas fait d'autres, bien que je sache que maints confrères aient été plus hardis.

Témoin ce médecin, que je ne veux pas nommer, qui guérit radicalement l'incontinence nocturne d'urine des enfants au moyen de quelques coups de pistolet tirés dans leur chambre. Cette pyropathie me semble grotesque.

Il est une autre pratique, que je trouve affreusement ignoble, c'est celle des médicastres dont le nom s'étale dans les urinoirs et qui spéculent sur la terreur qu'inspirent les maladies des organes génitaux.

Il importe, dit Grellety (1), de ne pas abandonner à ces charlatans les gens qui se croient contaminés sans motif plausible, ni sans preuves. Les hommes de mauvaise foi qui dirigent les cabinets interlopes font croire à leurs naïfs clients qu'ils sont gravement atteints d'un vice constitutionnel, qu'ils ont « le sang gâté », qu'il n'est que temps de « purifier leurs humeurs viciées » alors qu'ils sont simplement porteurs d'une uréthrite bénigne, d'une balanite résultant de la malpropreté, de quelques vésicules d'herpès ou d'une érosion insignifiante. Dans ces circonstances, les pauvres niais terrifiés se laissent docilement ordonner onguents et pommades, robes et apozèmes, sirops et élixirs, biscuits et pilules ; ils acceptent, les yeux fermés, toutes les drogues infaillibles et souveraines dont le médecin est à la fois l'inventeur et le mar-

1. Dr Grellety, *Causeries pour les médecins*, 1891.

chand, et le traitement ne prend fin que quand la bourse est vide.

Ces victimes du charlatanisme sont plus nombreuses qu'on ne croit, car, chose étrange, elles ne se recrutent pas seulement parmi les ignorants. Des gens intelligents et instruits se laissent éblouir par les annonces audacieusement cyniques des Vespasiennes et j'ai eu, pour ma part, à donner des soins à des hommes distingués qui avaient confié leur personne et leur argent à un thaumaturge de boutique, séduits et attirés dans son antre par ces trois mots cabalistiques : *guérison sans mercure !*

La peur du mercure dans un cas, la peur de la syphilis dans un autre, la peur dans tous, de perdre les organes précieux dits parties honteuses, parce qu'il est honteux de les avoir perdus (1), toutes ces variétés s'observent à la campagne comme à la ville. Bergeret les a fort bien vues chez les paysans. « Que de maladies vénériennes, dit-il, j'ai soignées chez des hommes qui avaient rapporté de Paris le poison de la syphilis, dont ils se délivraient péniblement et qui, même quand ils étaient guéris, laissait, chez beaucoup d'entr'eux, l'imagination frappée d'une crainte qui les poursuivait comme un cauchemar, la crainte de voir la maladie faire des réapparitions, la frayeur d'en

1. Comme on craint de se salir la bouche en appelant les organes sexuels par leur nom, on les nomme ordinairement *parties honteuses:* un de nos auteurs enjoués les appelle *parties honorables*, parce que c'est une honte de n'en point avoir. En effet, un eunuque est la honte des hommes et l'horreur du beau sexe. Guillaume-Lamy, *Discours anatomiques*, 1675.

conserver toujours quelques germes latents. Ces terreurs empoisonnent leur existence. Rien n'est plus pénible que la *syphilophobie* ou la *syphilomanie* (1). »

Au régiment, où viennent se confondre la ville et la campagne, la situation est semblable. Le soldat, dur au mal, poursuivrait son étape les pieds en sang ; il faudra l'ordre formel de son chef pour lui faire prendre un repos nécessaire. Mais qu'une simple rougeur insolite vienne à se montrer sur l'organe que Rabelais appelait « le laboureur de nature », et le plus rude troupier s'empressera de se faire porter malade. Cela prouve que nous sommes tous, plus ou moins, de l'avis de Chrysale.

« Guenille, si l'on veut, ma guenille m'est chère (2). »

Et cela montre en même temps que nous n'avons pas une affection égale pour toutes les parties de notre corps, car celle dont nous prenons le plus de soin fait bien voir quel est le bout de guenille dont la perte nous serait la plus sensible.

Blâme cette peur qui voudra ; m'est avis qu'elle n'est sérieusement blâmable que lorsqu'elle mène les gens chez les médecins qui s'enrichissent en donnant des consultations gratuites.

1. Dr L. Bergeret, *Les passions*. Paris, 1890.
2. Molière, *Les femmes savantes*.

# CHAPITRE X

## MEA CULPA

Au moment d'envoyer le manuscrit de ce petit livre à l'imprimerie, mon éditeur, homme sage et pratique, me fait observer que la moitié de mon texte est empruntée à des auteurs morts ou vivants.

Je reconnais la justesse de cette observation, mais je n'en suis point troublé, parce que tous mes emprunts sont avoués.

Guillemeter les écrits des autres, c'est plus honnête que de les démarquer.

Vous avez raison, conclut M. Baillière, devenu mon collaborateur, et, en *duo*, nous convenons de terminer ce volume comme il a commencé, par un emprunt.

L'auteur que nous mettons à contribution en finissant, c'est le bon vieux Gabriel Naudé, qui fut médecin de Louis XIII, puis bibliothécaire de Mazarin, et qui commit cet aphorisme de saison, dont la teneur nous plaît :

« *Il me semble qu'il n'appartient qu'à ceux-là qui n'espèrent jamais d'estre citez, de ne citer personne.* »

---

## TABLE DES MATIÈRES


AVANT-PROPOS . . . . . . . . . . . . . . . . . . . . . 5

CHAPITRE PREMIER. — Les passions et les sept péchés capitaux . . . . . . . . . . . . . . . . . . . . 9

CHAPITRE II. — L'orgueil. . . . . . . . . . . . . . . 14

La mégalomanie. . . . . . . . . . . . . . . . . 20

La lypémanie . . . . . . . . . . . . . . . . . 25

L'orgueil curatif . . . . . . . . . . . . . . . 28

CHAPITRE III. — L'envie . . . . . . . . . . . . . . 30

La jaunisse. . . . . . . . . . . . . . . . . . 38

CHAPITRE IV. — L'avarice . . . . . . . . . . . . . 43

La kleptomanie . . . . . . . . . . . . . . . . 46

Les honoraires . . . . . . . . . . . . . . . . 53

CHAPITRE V. — La luxure. . . . . . . . . . . . . . 61

CHAPITRE VI. — La gourmandise. . . . . . . . . . . 79

L'ivrognerie . . . . . . . . . . . . . . . . . 83

L'alcoolisme et la législation . . . . . . . . . . 88

Les femmes ivrognes. . . . . . . . . . . . . . 91

Les gourmandises diverses. . . . . . . . . . . 92

Le tabac . . . . . . . . . . . . . . . . . . . 93

CHAPITRE VII. — La colère . . . . . . . . . . . . . . . . 99
La colère des médecins. . . . . . . . . . . . . . . . 111
La colère curative. . . . . . . . . . . . . . . . . . 115
CHAPITRE VIII. — La paresse . . . . . . . . . . . . . 117
L'obésité . . . . . . . . . . . . . . . . . . . . . . 121
La paresse curative . . . . . . . . . . . . . . . . 131
Le surmenage scolaire . . . . . . . . . . . . . . . 135
CHAPITRE IX. — La peur . . . . . . . . . . . . . . . . 136
La peur curative . . . . . . . . . . . . . . . . . . 146
CHAPITRE X. — Mea culpa . . . . . . . . . . . . . . . . 153

# PETITE BIBLIOTHÈQUE SCIENTIFIQUE & MÉDICALE

COLLECTION DE VOLUMES in-16

**à 2 francs**

ALLIOT, Hygiène religieuse.
ANGERSTEIN, Gymnastique à la maison.
— Gymnastique des demoiselles.
BALL, Folie.
BASTIDE, Vins sophistiqués.
BECLU, Manuel de l'herboriste.
BEL, La rose.
BERGERET, Fraudes.
BERNARD, Secours aux blessés.
BIETRIX, Le Thé.
BOERY, Plantes oléagineuses.
BRAMSEN, Les dents de nos enfants.
BREMOND, Les préjugés en médecine.
— Les passions.
— La cinquantaine.
CAUVET, Essai des farines
CORFIELD. Maisons d'habitation.
CORLIEU, Prostitution.
CORRE, Chirurgie d'urgence.
DECHAUX, Femme stérile.
DEBIERRE, Hermaphrodisme.
DEGOIX, Maladies et médicaments à la mode
— Hygiène de la toilette.
— Hygiène de la table.
FOURNIER, Onanisme.
GALOPEAU, Manuel du pédicure.
GAUTIER, Fécondation artificielle.
GIRARD (CH.), Margarine.
GOURRIER, Lois de la génération.
GROS. Mémoires d'un estomac.
HOFFMANN, Homéopathie.
JACQUEMET, Maladie de la 1re enfance.
JOLLY, Tabac et absinthe.
— Hygiène morale.
LECANU. Géologie.
MAGNE. Hygiène de la vue.
MALAPERT DU PEUX. Le lait.
MAYER, Âge de retour.
MONAVON, Colorations des vins.
MONTEUUIS, Bains de mer.
— Guide de la garde-malade.
MURRELL, Massage.
NOGIER, Éducation des facultés mentales.
PÉRIER, Première enfance.
— Seconde enfance.
— Hygiène de l'adolescence.
— L'art de soigner les enfants malades.
PERTUS, Maladies du chien.
RECLU, Manuel de l'herboriste.
SAPORTA, Chimie des vins.
SIEBOLD, Art des accouchements.
WEBER, La goutte.
ZABOROWSKI, Boissons hygiéniques.

IMP. DE L'OUEST, A. NEZAN. — MAYENNE.

www.ingramcontent.com/pod-product-compliance
Ingram Content Group UK Ltd.
Pitfield, Milton Keynes, MK11 3LW, UK
UKHW020253250726
13967UKWH00004B/1657